Galaktisk bevidsthedstræning

Galaktisk bevidsthedstræning

Plejaderne, Det Galaktiske Råd, Kryon med Metatron i kanaliserede meditationer

Kanaliseret af Merethe Bonnesen

Tekst og redigering Merethe Bonnesen
www.merethebonnesen.dk

Foto: Jan Ove Kristensen www.janove.dk

Forlag: BoD Books on Demand, København, Danmark

Fremstilling: BoD - Books on Demand GmbH - Norderstedt, Tyskland

ISBN 978-87-7170-517-1

Forord

Disse tekster er udskrifter af en kanaliseret meditations serie
'Galaktisk bevidstheds-træning' blev afholdt 6 gange, hver anden uge i
foråret 2016.

Arbejdet tager udgangspunkt i en kommunikationsportal, der er etableret
af Plejaderne og Det Galaktiske Råd, hvor jeg bor.

I serien kanaliseres repræsentanter fra Plejaderne, Sirius og Acturus med
Det Galaktiske Råd og Kryon.

Min, indtil nu, primære guide Metatron, har i alle episoderne været
bindeled mellem mig og de meget høje bevidsthedslag, der transmitteres,
og feltet er meget stærkt.

Når du læser teksterne, bliver den energi og vibration, der er knyttet til
ordene, transmitteret til dig,

God fornøjelse og kærlig hilsen Merethe.

Forord - Metatron

Vi er Metatron og vi har den glæde, sammen med denne kanal, at præsentere disse transmissioner i et nyt format.

Dette arbejde har været under lang forberedelse, og når skriftet nu udgives, bliver det muligt at den indsigt og bevidsthed, der før var forbeholdt en snæver kreds, nu kan blive delt meget bredere.

Budskabet og processerne er vigtige.

Både for dig, der læser dette, men også for det kollektive bevidsthedsniveau i verden.

Derfor opfordrer vi dig til at dele denne bog med andre, at du giver den videre, så flere kan få muligheden for at erkende, at tiden er inde - tiden er klar til galaktisk kontakt - til kosmisk arbejde.

Tak for din deltagelse.

Episode 1

Metatron, der er min personlige guide og underviser, er her for at åbne for den kanalisering, der skal støtte meditationen, som formidler vejledning og bevidsthedsvibration fra Plejadefeltet.

Vi velkommer jer alle deltagere, som har mødt os her på dette jordiske sted, hvor vi gennem længere tid har etableret et samarbejde med et og flere menneskevæsener. Vi har etableret det, som hedder en portal i jeres terminologi - vi er denne kanals oprindelige sjælsfamilie, som I ville kalde det, og vi kommer her for at formidle visdom og indsigt til hver og en.

Vi værdsætter dybt jeres arbejde og velvillighed til at åbne for nogle lag, som for jer er meget anderledes, og selvom I går i den nye tid - som I kalder det, så er det stadigvæk meget anderledes at være i den vibration vi formidler.

Vi vil nu lægge en støtte ind til hver af jer i feltet - vi lægger en støtte ind til hver af jer, og forbinder os oppe fra og ned og fra portalen og ud til hver af jer, som er deltager ved at lytte eller læse transmissionen.

Forekommer det dig underligt, at det kan lade sig gøre, så vid, at i vores bevidsthed findes der ikke begrænsning, i vores bevidsthed er alt enhed - er alt lydløs kommunikation - er alt muligt, idet vi er dele af et kollektivt felt, som består af flere galakser.

Slap af, luk dine øjne - måske, gå ind i dig selv og åbn dig for vibrationen, måske du mærker varme, måske du mærker lys, måske du ser trådene vi danner i feltet.

Måske ser du ikke noget, måske mærker du ikke noget, men vid vi er, også selvom din menneskebevidsthed måske ikke kan oversætte vores kommunikation.

I har hver især, som er kommet her i aften bevidst eller ubevidst en kontakt til jeres galaktiske oprindelse.

For nogle af jer har denne kontakt vist sig som en ubestemmelig længsel, I har levet jeres jordiske liv med.

For andre har denne kontakt være et en bevidst kontakt på den måde, at I har kendt til længsel, I har kendt til forbindelsen, men det har måske være et svært for jer, at forbinde jer i den grad I kunne ønske at forbinde jer.

Tiden er nu til, at I kan forbinde jer.

Jordens bevidsthedsniveau har hævet sig og denne hævning giver mulighed for, at vi kan lade strømme ind bevidsthedslag, vibrationer, som kan nå jer, hvis I sætter jeres intention på at forbinde jer med os.

Vi har over det sidste år stået i spidsen for, med Det Galaktiske Råd og andre galaktiske bevidsthedsfelter, at bringe ind flere og nye og højtvibrerende felter til jorden.

Det er disse felter, som i de seneste måneder har fordelt sig i jordens netværk, og når disse nye bevidsthedsformer knytter an til jordens energilinjer og til jordens energinet, så åbner det for, at portaler som denne portal som vi er i nu, kan begynde at ankre sig i fysiske menneskers bevidsthed.

Det giver mulighed for, at I som mennesker kan åbne for den vibration som er jeres, og det der bliver åbnet for, er i sandhed facetter af jer selv.

Facetter af jeres bevidsthed, som I har været nødt til at fraspalte, på grund af livet i den fysiske dimension, som for mange har været for hårdt.

Tiden er nu til, at I genetablerer forbindelsen til det, som er jer.

Vibrationen bygger sig stadig op, og der arbejdes på, at vi kan forbinde os til hver og en af jer.

I træder nærmere ind i feltet, idet I er blevet klargjort i jeres vibration. Og gruppeenergien stabiliserer sig og feltet bliver mere roligt og inviterer jer nu ind i portalen.

Så sætter du din intention på at være med os i portalen, så er du her.

Vi observerer, at nogle af jer klinger meget nemt ind i portalen, andre klinger primært ind i krystallernes vibration.

Krystaller er den måde vi, som bevidsthedsvibration, kan komme ned i nærheden af det tredimensionelle, jeres fysiske verden. Krystallernes vibration hjælper os til at række ned og jer til at række op.

Vi venter på de sidste, som ankommer i portalen og for de af jer som ikke deltager live, laver vi et landingssted, en landingsplads, hvor jeres plads er.

Feltet er smukt samlet i portalen, og vi har brugt den første og primære portal til dette arbejde. Der er to andre portaler, så ved siden af den portal, I med jeres bevidsthed har forbundet jer med, er der to andre portaler - og vi ser, at nogle af jer er trukket til at forbinde jer med en af de andre portaler.

Vi støtter jer i at I forbinder jer og knytter jeres opmærksomhed derhen, hvor det er korrekt for jer at være.

Måske forstår du det, måske gør du ikke, det betyder ikke noget om din menneskeforståelse forstår, hvad der sker.

Din galaktiske natur forstår, hvad der sker, og det er den I går med og holder i hånden og støtter lige nu.

Vi ser, at I fordeler jer, og idet I fordeler jer, støttes den treenighed og triangel, som de tre portaler udgør, og idet I står i tre forskellige forstærker I feltet.

For vi kan nu give en ny vibration, et nyt bevidsthedsfelt ind i gruppen. Vi skifter gear og måske du mærker skiftet i kroppen, måske du mærker det i dit energisystem som pres, i dit hoved, på din hjerne - det kan være udfordrende for den menneskelige hjerne og det menneskelige nervesystem at være i denne vibration, men I er klar til at være, I er klar til at møde nye niveauer af jer selv.

Der kommer nu nye hjælpere ind i feltet.

Og i og med vi står på den måde i dette bevidsthedsfelt, vibrerer forbindelserne som allerede er etableret til andre portaler i verden kraftigere.

I har som deltagere hver jeres individuelle net I er bundet op på, ligesom denne kanal og disse portaler har et net og en kosmisk gerning, som er knyttet til stedet og området her.

Når I er bevidst i jeres menneskenatur, samtidig med I åbner for vores vibration og energi-arbejde, så støtter jeres eget net - jeres egen forbindelse til jeres lokale energetiske net, hvor end I er koblet op.

Og samtidig støtter I det arbejde, som er en del af grunden til, at portalen er lagt netop på dette sted - nemlig at åbne for et energinet i denne del af jeres land.

Nogle af jer mærker vibrationen fra jorden i jeres ben.

Det giver mulighed for at lande dybere i jeres jordiske liv, hvilket for mange af jer er meget overraskende - at jo mere kosmisk, jo mere galaktisk man bliver, jo mere grounded bliver man, men det er ikke desto mindre sandt.

Sandheden er, at rummer man hele sig, kan man være til stede, der hvor man er.

Og rummer man sin kosmiske oprindelse, kan man lande mere ubesværet i det faste stof, i den fysiske krop.

Og vi mærker, at det for mange har været svært at være i fysisk krop og vi mærker, at der for mange har været en sorg at være adskilt fra sin stjernefamilie.

For de af jer - dette giver mening, åbner vi en indsigt, åbner vi en mulighed for, at du kan mærke sandheden, idet du ikke behøver at være adskilt fra den del af dig.

Muligheden for at forbinde dig til din oprindelse, forbinde dig til din galaktiske oprindelse.

I den proces træder der for hver især af jer, de hjælpere og guider ind som er de, der hjælper og støtter dig bedst i denne proces. For nogle er det engle, for mange er det lysvæsner, som vækker en genkendelse - som vækker en genkendelse i dit hjerte.

Læn dig ind i kontakten, for den er til dig.

Der er meget lys til hver af jer, og der er meget healing til den vej, der har været for tung at gå på grund af adskiltheden, som har været. Når man genetablerer kontakten på denne måde, er der brug for støtte til healing af sorg og smerte.

Feltet bygger sig stadig op, og det eneste du skal gøre er at slappe af, og læne dig ind i den tilstand, som bliver formidlet.

Lige nu bliver du justeret, lige nu bliver du opgraderet, lige nu bliver dit energisystem kalibreret, så du er i stand til at rumme de vibrationer, der bliver åbnet for gennem denne serie.

I dag gør vi forarbejdet og vi slipper taget, vi slipper støtten blidt, så I ikke bliver for overvældede.

Mærker du meget pres på din krop, på din hjerne, dit nervesystem, på dit sansesystem, så tag nogle dybe indåndinger og slip luften gennem munden, mens du prøver at give slip på det, som ikke behøver at følge dig længere.

Vi, fra den del af denne kanals Plejadestruktur, som overser denne portal, trækker os tilbage og efter en kort stund åbner det næste bevidsthedsfelt.

Vi er udsendinge fra Plejadernes Højeste Råd, og vi er formidlet igennem denne portals samarbejdspartner, og vi kommer for at anerkende jer i den åbning og den villighed I har til at træde ind i dette arbejdsfelt.

For det er et arbejdsfelt, det er et arbejdsfelt med bevidsthedslag, som vi vil støtte jer i at åbne op til.

Vi giver denne kanal ord, men det er ikke ordene, som er arbejdet, det er vibrationen, som er arbejdet.

Vi giver jer ordene, for det har jeres menneskevæsen behov for.

Vi kunne lade denne kanal sidde og formidle vibration uden ord, men det ville både hun og I øjensynlig finde meget anderledes.

Derfor giver vi ord, ord som er gode for jeres menneskevæsen, og mens ordene arbejder i ét lag så kan vi, via ordenes vibration, sende sandt galaktisk bevidstheds arbejde ind i jeres system.

Og det lander - det lander forskelligt hos jer.

For nogle lander det meget i jeres mentale felt, for nogle lander det meget i jeres følelsesfelt, for nogle lander det i jeres fysiske kropslige sansesystem, fordi I har en stor styrke i det.

Hvad skal vi bruge det til? - vil nogen måske spørge. Hvad man skal bruge det til, er en menneskelig måde at trække bevidsthedsarbejdet ind i en form, som kan benyttes af personligheden.
Vi taler lige nu ikke til jeres personlighed,

vi taler til jeres sjælsstrenge,

vi taler til jeres multidimensionelle natur.

Vi opsætter individuelle felter, som støtter jer, der hvor I er, i jeres proces med at øge jeres bevidsthed og kontakt, med andre lag af jer selv.

Mange af jer har allerede stor kontakt med flere lag af jer selv. Vi lægger os ind på den kontakt, men vi justerer også den kontakt, idet savn, smerten, fraspaltningen i jeres galaktiske natur har haft en konsekvens for denne kontakt med jer selv.

I har alle kompenseret for den, det anerkender vi jer for, men skal I slippe smerten i kontakten, skal I slippe smerten i erindringen, skal dette juste-ringsarbejde sprede sig ind i den måde, I har taklet og levet med adskilthe-den.

En vibration, den energi som kommer ind nu, støtter jer i at opdage, at I aldrig har været adskilt, men smerten har været meget reel for mange af jer, og virkeligheden har for mange af jer været meget overvældende i adskiltheden.

Mange af jer er vant til, at englevibration hjælper jer dette sted, at engle kontakt giver mulighed for at dulme og heale den smerte.

Det som vi åbner for nu, er en energi, er en indsigt som ligger i et andet strukturlag af universet.

En struktur, som er bundet op på det galaktiske felt, som det er bundet op på den angeliske felt.

Vibrationen mærkes derfor for nogle som ny, for nogle som koldt, for nogle som stål eller is.

Vi omformer vibrationen, da ingen mennesker på nuværende tidspunkt kan modtage den i sit energisystem i den rene form.

Derfor bliver den omformet, trukket lidt ned i hastigheden i vibrationen, så I, i jeres menneskekrop, kan modtage den.

Arbejdet går dybt ind i det fysiske stof, ind i jeres celler.

Cellerne begynder at vibrere. For mange af jer går det meget ind i jeres organer, idet jeres organer har været presset af sorg og adskilthed.

Når man oplever sorg, smerte, trækker de fleste mennesker sig sammen. Vi observerer denne sammentrækning laver en restriktion i cirkulationen i jeres fysiske krop og jeres organer. Det er for nogle af jer en mekanisme, som giver træthed.

Træthed, der kommer fra den bevidsthedshævning, som har været i gang på jorden. har reageret og blevet udasede og trætte.

Dette er den fysiologiske effekt på kroppen, som hævning af bevidstheden har haft på mange af jer.

Når jeres fysiske krop bliver presset, får organerne ikke den blodcirkulation de har brug for, de udskiller ikke de affaldsstoffer de burde, de binder sig til cellerne, i stedet for at cirkulere og slippe.

Hvis bevidsthedshævningen skal integreres balanceret i jeres energisystem, skal jeres fysiske krop være på plads, og være uden alt for mange fysiske reaktioner. Det er dette arbejde vi formidler til jer nu.
Energien slipper gradvist jeres fysiske væv og lægger sig i stedet ind i jeres æteriske felt - den del af jeres energisystem, som ligger tæt op af jeres fysiske krop.
For nogle af jer, vil det være en proces at forlige sig med og tilgive jeres fysiske krop.

For nogle af jer har det, at være i så fast et stof været meget svært og har givet fysiske ubalancer, netop fordi det har været svært.
Det er ikke noget jeres medicin fra lægevidenskaben adresserer, men det gør vi i dette felt.

For I har en menneskekrop og derved har I muligheder for at arbejde med jeres bevidsthed, på andre måder end vi, som ikke har en fysisk krop.

Vi holder vibrationen og vi holder feltet, i anerkendelse og i respekt for jeres fysiske krop og jeres stof.

Og vi slipper gradvist, gradvist, gradvist indstrømningen til jeres organer og til jeres cirkulation og forbinder os igen til jeres æteriske og til jeres sjæls-streng, hvor den sidste del af arbejdet vil være.

I er koblet til et meget kraftigt portalfelt, og vi justerer jer nu i jeres sjæls-kontakt og jeres generelle vibration i jeres energifelt, så I kan modtage de transmissioner og det, denne kanal ser som koder, som vil lægge sig i be-vidsthedslag i jeres energisystem og over de næste 14 dage forbinde sig til jeres nervesystem og jeres fysiske hjerne.

For at kunne være i galaktisk kontakt, stilles der krav til den fysiske hjerne. Det er disse koder I nu får. Vi kalder dem koder, nogle af jer vil se det som lys, nogle vil se det som vibrationer, nogle vil mærke det som en åbning i hjertet.

Hver har sin sandhed, og det er den sandhed, som er gældende.

I skal nu, som den sidste del, vende jeres opmærksomhed fra jeres indivi-duelle energetiske bevidste proces, til portalen I måske står i - måske glider tilbage til.

Det er ofte i den proces at lande, at man opdager, hvor langt man har været ude, inde, nede, oppe.

Vi beder jer observere forandringen i portalen – i måden, det føles at være i den tilstand, I er i nu.

Vi fortynder vores kontakt, vi fortynder vores vibration, så I kan lande, først i portalen - og derefter, langsomt, forsigtigt og stille bliver der lagt en støtte ind til at I lander i jer selv.

Vi støtter landing i den portal, som feltet udspringer fra.

Og vi støtter jer i at bringe det bevidsthedsniveau I har åbnet jer til, helt autentisk ind i jeres menneskeværen.

Man skal ikke lukke ned og lukke af, når man kommer tilbage. Man skal åbne op og rumme den fysiske dimension, den tredimensionelle dimension, den dagsbevidste dimension SAMTIDIG MED, man er alt det andet.

For at kunne det, skal man øve sig og træne, og det er det vi har gjort i dag.

Vi er Repræsentanter fra Plejaderne, som har været i en vibration, der har fordelt sig over et meget bredt vibrationsfelt.

På denne måde har vi holdt et felt, som har kunnet møde alle deltagere, netop der, hvor I er.
Vi har indstillet og forpligtet os til at gå med I mennesker, og det er os til stor glæde.

Det er en del af vores bidrag til jeres klodes bevidsthedsudvikling, som vi har tilgået og lavet aftaler om med hver og en, som har været her.

Så vi hilser jer hver især og hylder jeres smukke hjerter.

Vi trækker os tilbage fra denne kanals felt og stopper formidlingen af ord, men vil bidrage med støttende og integrerende bevidstheds-modning, som kan lette overgangen for alle jer, som er moden i hjertet.

Vi takker jer - vi er Repræsentanter fra flere dimensioner af Plejaderne.

Og der åbner sig et støttefelt, hvor jeres egne guider støtter op om den proces, I netop har været i. I lander stadig, men landingen bliver overtaget af jeres personlige guider.

Episode 2

Vi hilser jer gennem denne kanal. Vi er det Plejadiske Råd, som gennem vores repræsentant igennem denne portal, vil formidle bevidsthedslag, vibrationer og information til hver af jer som deltager i denne seance.

Vi holder en plads for alle jer, som er til stede lige nu i dette øjeblik.

Vi holder også en plads til alle jer, der har meldt jer til, men ikke er i stand til at være her i den fysiske dimension lige nu.

Vi holder også en plads til de, som efter afholdelsen af denne træning, ønsker at være i vibrationen.

Tiden eksisterer ikke i disse niveauer og derfor sættes feltet op, så dette kan lade sig gøre.

Vi beder jer nu om at rette jeres opmærksomhed til jeres hjerte.

I den første del af processen af træningen, vil vi arbejde med jeres hjerte.

Vi ser, at I alle, på hver jeres led, har arbejdet med processer knyttet til hjertet, jeres fysiske hjerte, jeres følelsesmæssige hjerte, med mentale spændinger som ligger i hjertet.

De spændinger, de energetiske stramheder, som vi vil arbejde med nu, er knyttet til erindringer, som har været traumatiske eller svære i forhold til galaktisk kontakt.

Mange af jer har i andre inkarnationer haft galaktisk kontakt.

Mange af jer er i den forbindelse, blevet klemt, fået overskredet grænser og på anden måde blevet udnyttet i udviklingens hellige navn. Der har været lavet eksperimenter, der er begået overgreb, der er skabt blokeringer og uretmæssige episoder.

Mange af jer bærer i jeres ubevidste disse erindringer, og mange af jer er præget af disse erindringer.

Vi hylder derfor jeres mod.

At I, til trods for disse erindringer, melder jer til og har tiltrækkelig tillid og indsigt i - ubevidst eller bevidst, at dette er det rigtige for jer, at dette er noget I har aftalt at skulle gøre. For det er sandheden.

I har alle en eller anden form for aftale, måske ikke lige med denne kanal, men med jeres galaktiske kontakt og det er denne aftale, som har bragt jer her i dag.

Vi ønsker at anerkende jer for at lytte til denne kontakt, og vi ønsker at hele jeres hjerte i denne kontakt.

Nogle af jer har i livet manifesteret hjertesmerter, som er bragt ind fra galaktiske traumer.

I har mødt mennesker, som har spillet scenen, som har budt og reageret på det traume, I bar ind. For nogle har det føltes komplet uforståeligt, at det skulle være sådan. For andre har det bragt voldsomme aggressioner, vrede og anden lidelse.

Det er disse niveauer i jeres bevidsthed, i jeres hjertebevidsthed som vi, hvis du ønsker det, vil gå ind og åbne og heale. Hjælpe dig til at mærke, at det kan stoppe – mærke at du ikke længere behøver at være styret af disse ind-bårne traumestrenge, ind-båren traumeresonans, som er bundet til galaktisk kontakt.

I får nu hver en lille stund, og vi opfordrer jer til at vende jeres opmærksomhed til jeres hjerte og falde ind i opmærksomheden.

Nogle af jer vil måske spørge, om det er nødvendigt! Om I ikke bare kan forbinde jer og være styret af højere vibrationer?

Forbindelsen til hjertet er vigtig, for det er igennem hjertet, I bringer jeres medmenneskelighed og jeres menneskelighed ind i bevidsthedsarbejdet.

Uden hjertet er I ikke menneskelige i dette bevidsthedsarbejde og det er meget vigtigt at bevare den menneskelighed, idet I er som menneskevæsener i stand til at udrette og være i tilstande som vi, der ikke har en fysisk krop, ikke har mulighed for.

Vi mærker, at jeres hjerter langsomt begynder at lette for noget af smerten, som er knyttet til denne kontakt.

Og vi åbner for et nyt lag, hvor sorgen og smerten over adskiltheden kan komme op og blive healet.

Nogle af jer vil mærke smerte over menneskelige tab - tab i jeres menneske kontakt og andre vil opleve smerten og sorgen, som har været fra mangel af den galaktiske kontakt.

Vi hjælper jer og er hos jer, og vi sender netop nu to Plejadevæsner, to Plejadefolk til hver af jer.

De står på hver sin side af dig, og er det svært at være i denne hjerteproces, kan du bede disse to Plejader om hjælp til at lette og støtte dig i din proces.

For vi har sagt ja til, ikke kun at hjælpe det kollektive felt, men vi har sagt ja til at hjælpe jer som enkelt individer, som enkelt mennesker og derfor kan der gennem denne proces komme hjælpere tilstede.

De to Plejade-udsendinge ønsker at støtte dit energifelt i en opgradering.

Du kan sige ja til denne opgradering, du kan vælge selv i dit hjerte.

Opgradering er en forberedelse til at gå ind i portalen, så i øjeblikket er vi stadig i gang med at forberede jer til at gå ind i portalen.

Der træder nu en repræsentant fra den Lemuriske portal, som er her på stedet, ind i dit personlige felt. Måske du registrerer, at vibrationen er en anden end fra Plejade-repræsentanterne.

Repræsentanterne fra Lemurien har en meget stærk present erindring om livet på jorden - et liv på jorden, som er uden den smerte, vi mennesker bærer på i dag. Det er det, de bidrager med i denne meget personlige proces.

Måske du mærker det fysisk, måske du mærker det følelsesmæssig, måske du bliver varm, kold, måske du falder i søvn, måske du ikke mærker noget som helst, det er også okay.

Vi sørger for, at det du kommer her i aften for at gennemleve og for at opnå, er det, som du vil gennemleve og opnå.

Vi begynder at samle feltet, og da I hver især har tre repræsentanter med, er det et stort og kraftfuldt felt.

Og vi giver nu denne kanal noget tid til at forbinde sig med portalen og åbne den, da det er igennem hendes kontakt med de forskellige bevidsthedsniveauer, at I får adgang ind i portalen.

Og energien åbner sig langsomt op - og jeg mærker, hvordan der bliver givet plads i vibration og I kan træde ind i portalen – og I er trådt ind.

Og det er tydeligt, at de som ikke er med live, men som er i vibrationen på et senere tidspunkt, også er med i dette felt.

Og feltet samles igen inde i kommunikationsportalen.

Vi er repræsentanter fra det Galaktiske samfund, som kommer for at formidle kommunikation, som denne kanal netop har udtrykt det, for dette er en kommunikationsportal.

Kommunikation er ikke nødvendigvis ord, som I mennesker kender det, men visdom, klogskab, ydmyghed, glæde, kærlighed - alt sammen Kvaliteter, I som mennesker kender til.

Kvaliteter, som bliver formidlet gennem jeres følelseslegeme - og det er der, vi starter i dag. Der arbejdes med jeres hjerte, for at blive klargjort til det arbejde, som starter nu.

Et arbejde, hvor I bliver opgraderet til at kunne resonere gennem jeres følelseslegeme, men på en mere klar og bevidst vis måde.
Mange af I mennesker fortaber jer i jeres emotioner.

Det, vi ønsker at gøre nu, er at støtte jer i at regulere jeres følelseslegeme, så I kan bruge det som det oprindeligt var tænkt, uden at fortabe jer I lavere følelser.

Jeres emotionelle felt bliver opdateret, udrenset og justeret, så det kan klinge i overensstemmelse med den indstrømmende vibration, der lander på kloden netop nu.

I har som mennesker brug for et opdateret følelsesvæsen, hvis I skal kunne oversætte de nye strømninger sandt, og vi har brug for en menneskehed, som er klar i deres følelsesvæsen - som ikke bliver fanget og bastet og bundet af deres følelsesvæsen, men som er klar, observerende, nøgternt og vis i den måde der kommunikeres i følelsesvæsnet.

Dette er en af baggrundene for, at denne kanal har studeret buddhistisk filosofi i mange år, da det var den måde, vi kunne nå hendes følelses-legeme på.
Så denne kanal har en menneskelig forståelse for tilstanden, at være fanget i sine følelser.
Vi bruger denne medmenneskelighed som et spejl til jeres følelsesvæsen.

I kan ikke spejle jeres følelsesvæsen i os, idet vi har et meget rent følelsesvæsen.

Men denne kanal bærer et følelsesvæsen, der har været forvandlingen igennem, og derfor kan vi bruge hendes følelsesvæsen til at vise vejen fra en tilstand af at være fanget, bastet og bundet i følelser til en afslappet tilstand og forholden sig til følelser.

Vi arbejder nu med denne proces i nogle minutter, og beder jer slappe af og læne jer ind i processen, så godt I kan.

Og energien bygger sig op, fordi I som gruppe svinger mere rent og med mindre og færre emotioner - svinger mere klart i en følelsesmæssig vibration af kærlighed, visdom og indsigt, styrke, kraft og medfølelse.

Medfølelsen gør, at vibrationen øges.

Medfølelsen med dig selv, medfølelsen til andre, som kan åbne for lag af kærlighed, brugt gennem visdom

Og der tændes nu vibrationer i de to portaler som er ved siden af denne portal – Plejadeportalen - vi beder jer blive lidt endnu i denne - på dette niveau.

Og den portal der åbner sig er i vibration fra Sirius.

Søg i dit hjerte efter vibrationen.

Vibrationen er kærlig og venlig for mange af jer.

Nogle af jer kan stå i denne portal lige nu. Mærk i dit hjerte, hvad der er rigtigt for dig.

Vi er netop nu i en mellemfase, hvor nogle skifter plads, nogle blive, nogle bliver strukket, nogle bliver trukket, nogen mærker uro, nogle er roligt afventende. Har du brug for at strække dig, rejse dig, kan du gøre det nu.

Vi arbejder netop nu med den Sirianske bevidsthed på at ankre et niveau, et felt, en energi, som I kan stå på. Vibrationen er anderledes end i den første portal.

Bevidsthedsfeltet er anderledes, og det tager lidt tid for det at lande.

Og for nogle af jer skaber det uro i jeres felt.

Vi minder om jeres frie valg og denne kanal beder os om at sige, at der er menneskelig beskyttelse i feltet. Der er menneskelig beskyttelse fra denne kanal og fra andre som har gået vejen, som har åbnet op, som har forvandlet angsten, som har overvundet sig - og sagt ja.

Vi mærker det beroliger jeres menneskevæsen, og vi siger igen: Der er altid et menneske som har gået vejen før dig!

Der er altid et menneske som du kan række ud og tage i hånden! Der er altid et menneske du kan følges med!

Og ligesom denne kanal har vist sit kaotiske følelseslegeme som eksempel, så giver denne kanal også en hånd til dig som har brug for det. Til dig, som har været skrammet og fået skrammer i denne kontakt.

Og vi ser, at jeres følelseslegeme bliver beroliget af menneskeligheden, og at den Sirianske energi kan lande og forbinde sig i et nyt niveau i portalen, som åbner for adgang til de af jer, som det føles rigtig for, kan træde over i den Sirianske bevidsthedsportal.

Og vi holder nu den første portal, Plejadeportalen, den Sirianske portal nummer to og åbner nu feltet mod den tredje portal, Arcturusportalen:

Vi er repræsentanter fra Arcturus og vi er, som Arcturianere, bevidste om det valg I mennesker skal tage for at træde ind i et samarbejde i denne portal. I aften lægger vi fundamentet til en visdomsport, som kan tilbage-bringe tabt visdom for mange af jer.

En visdomsport, som kan åbnes af jer i jeres hjerter,

en visdomsport, som kan åbnes af jer i jeres hjerner,

en visdomsport, som kan åbnes af jer i jeres energisystem, hvis I ønsker det.

Vores vibration er for mange gammelkendt og ny, vores vibration er for mange af jer forbundet med hjem. Vores vibration er for mange af jer, jeres oprindelse.

Vi bygger med disse ord portalen op og inviterer de af jer, som skal i denne portal over i vores visdomsport.

Energien her er på en måde meget stærk men også meget spinkel. Det er den, fordi vibrationen er så anderledes end det I kender til energi og til vibration. Så mærker du ingenting i det vi kalder vores visdomsport, så er det derfor.

Slip din ambition, flyd med, læn dig ind og vid, at det du skal lære i aften, det lærer du.

Det du skal indse i aften, det vil du indse.

Det du vil mærke i aften, kommer du til at mærke.

Der sker nu i portalernes indbyrdes arbejde og fællesfelt en justering og en opgradering, som kan lade sig gøre, gennem de valg I deltagere har truffet, og gennem den berigelse af energistrukturen, som I bibringer ved at stå med jeres bevidsthed i de tre portaler.

Det er et meget smukt syn og vores hjerter røres.

Vi anerkender jer og er taknemmelig for denne tilstedeværelse.

Vi ønsker at bibringe jer den kærlighed i har brug for, vi ønsker hele jeres sorg og smerte.

Måske kan I mærke, at energien fortættes.

Og der arbejdes på at skabe et fundament, hvor I hver især kan få den kontakt i jeres hjerte, som I har brug for lige nu.

For nogle af jer, vil det være mødet med en forbindelse til jer selv.

Det felt der åbner sig nu er jeres er kvaliteter fra jeres sjælsstreng,

er kvaliteter fra bevidsthed, som er tilgængelig for jer i dag, nu, for de er en del af jer og har altid været det, selvom du har været afskåret fra kontakten.

Registrer, hvordan du ved at bruge dit hjerte, kan oversætte den information du får som væren, som fornemmelse, som følelse, som et billede, som en sand fornemmelse af noget, du havde glemt var der.

Vid, det har været der hele tiden, men tilgængeligheden har været svær eller umulig. Det er denne tilgængelighed som bliver genetableret i dette lag, vi arbejder i lige nu.

Og det er igennem den forbindelse med dig selv, du kan vende din opmærksomhed mod både denne nye forbindelse, men også mod den forbindelse du har til dit menneskevæsen, som står i denne portal, i denne bevidsthedsstrøm, i denne vibration.

Og det er et menneskevæsen, der drager indsigten, erkendelsen, udvidelsen, åbningen ind i dit menneskevæsen og tager den til sig, som en erkendt erfaring, der er din og den måde du mærker sanser, føler, oplever.

Og vi har påbegyndt at sænke vibrationen en smule.

Og beder dig om at erkende, at det handler ikke om at forlade denne tilstand, det handler om at åbne for den fysiske tredimensionelle ankring i din krop, samtidig med du har kontakt og erkendelse om denne tilstand, for mennesket er et med sin sjæl i den oprindelige form.

Vi beder jer om at ankre denne erkendelse i jeres hjerter, ved at rette jeres opmærksomhed ind i jeres hjerte.
Og feltet går fra den Sirianske portal og den Arcturianske portal ind i et fællesfelt, som er den primære portals første udbredelse, som er en portal, der rummer alle tre portaler i et.

Dette fortynder igen vibrationen, men breder den på samme tid ud og giver den en form, som I, i jeres proces med at ankre jer i jeres hjerter, kan omsætte.

Vibrationen fra de tre blander sig i en spiralformet bevægelse af lys og krystallinsk energi, som forbinder jer til jer alle. Og krystallerne klinger ind i spiralen og forbinder sig til en informationsstrøm som viderebringes til jer deltager som en bevidst eller ubevidst informationsstrøm.

Dette er alt sammen nye måder at oversætte energetiske tilstande på, så mærker du ingenting, er alt som det skal være.

Det er en udfordring for den menneskelige hjerne at oversætte disse informationsstrømme.

Men med forandringen i den kollektive bevidsthed åbnes der mulighed for, at en forståelse kan blive integreret i jeres mentale felter.
Disse informationsstrømme, som bliver videregivet nu, er med til at støtte dette arbejde.

Der landes endnu engang - og repræsentanter for Plejaderne og repræsentanter for Lemurien står igen ved jeres side for at støtte jer i at ankre og omsætte de lag i jeres energistruktur, som er blevet åbnet og justeret.

Har I brug for særlig støtte, kan I kommunikere det til disse repræsentanter.

Og de træder langsomt ud af dit personlige felt og du bliver støttet af gruppeenergien i portalen – denne energi der

griber dig, har du behov for at blive grebet

justerer dig, har du behov for at blive justeret

elsker dig for det menneskevæsen du er, præcist i dette øjeblik

Portalen lukker gradvis sin vibration ned endnu engang, og vi bruger termen "lukker vibrationen ned", da det er det, denne kanal kan forholde sig til.
Men i realiteten fortynder, støtter og justerer vi på en gang, og derved opfattes det som en landing eller nedlukning, hvilket det i realiteten ikke er.

Det er en proces, en bevægelse i processen at komme tilbage eller åbne op for den tredimensionelle tilværelse.

At I agerer gennem en krop - ikke kun igennem jeres krystallinske felt - ikke kun gennem jeres energifelt eller jeres sjælsstrenge, men at I kommunikerer gennem den fysiske krop.

Det er denne forbindelse, der bliver styrket - så I kan kommunikere på mange måder, som er sande, for netop jer

Vi trækker os nu fra denne kanals forbindelse, kommunikationsforbindelse og overlader feltet til Metatron med støtte fra det Seraphimske felt, der vil lande jeres proces på en måde som er nænsom og værdig.

Vi takker for jeres deltagelse og anerkender jer for jeres arbejde i dette felt.

Og jeres personlige felt bliver støttet af blød angelisk energi –
engleenergien som kommer ind både via gruppeenergien, men også via
jeres personlige engel, som følger jer.
Vi er Metatron og vi glædes på egne og ærkeenglenes riges vegne for
jeres proces i dag.

Vi støtter den åbning til de galaktiske bevidsthedslag, som etableres
igennem dette arbejde, idet det er vigtigt både for jer, som enkelt individer,
men også for den kollektive bevidsthed.
Vi støtter dette arbejde mange forskellige steder på jeres klode og gennem
mange forskellige kanaler.

Derfor fryder det os, når I melder jer til med jeres kærlige nærvær og
deltagelse.

Vi takker for støtten til denne kanal og hilser jer kærligt.

Vi er Metatron med støtte fra det Seraphimske bevidsthedsfelt.

Og det lander og det lander......

Episode 3

Vi er Metatron og vi hilser jer i dag, i denne aften, på dette sted, i denne verden.

Tilstandene i dag, i denne transmission er anderledes end de to første transmissioner, idet I nu som deltagere er klargjort til at kunne vibrere ind i en lettere og højere vibration.

Nogle mærker det som bliver I svøbt i blød energi, andre mærker kærlighedsvibration, nogle mærker emotioner og frustration.

Har du følelser som kommer op, så læn dig ind i dit hjerte og tag nogle dybe vejrtrækninger og modtag støtte til at slippe de følelser, som forstyrrer dit system.

Vi er i første fase i en klargøring, som er anderledes end de forberedelser, I har modtaget i de to første episoder.

Vi vibrerer ind i hver og en, og med os følger vibrationen, vibrationerne fra forbindelsen i de tre portaler. Vi er, kan man sige, formidler og banebryder for vibrationen i de tre portaler.

Der vil i dag i processen blive holdt tre - man kan kalde dem veje, åbninger eller spor, som udgår fra de tre portaler.

Lovmæssigheden eller teknikken er den, at vibrationerne fra de tre portaler samler sig i den primære først etablerede portal, og derefter formidles via denne kanal med støtte fra vi, Metatron og det Seraphimske felt, ud til jer, som er med nu eller senere.

Vibrationen fordeler sig i feltet, hvor I hver især har en plads. Vibrationen fordeler sig til jer hver især personligt, for I har ligeledes en plads.

Og Vibrationen forstærkes - den forstærkes på en måde, så den bliver bredere. Bredere i den forstand, at den bliver ankret mere i jeres fysiske niveauer, samtidig med der åbnes for et bredt spekter af dimensionslag i jeres energi system og i jeres bevidsthed.

Mange af jer er allerede vant til at være i flere bevidsthedslag på én gang. Det arbejde, der bliver delt nu, er en støtte til at udvide denne evne, at give jer mulighed for at række dybere ind i jeres fysiske krop, samtidig med, I åbner længere ud eller højere op.

Der træder nu ved hver enkelt deltager engle ind.

Engle, som er knyttet til jeres menneskeliv, engle som er knyttet til jeres sjælelige liv, og engle som er knyttet til de overgange I oplever, når I forlader jeres tredimensionelle form, jeres fysiske krop.

Det, I kalder død.

Der er for nogle mennesker en stærk angst for at ikke at være i fysisk form, eller må vi sige mere nøjagtigt, angst for transitionen mellem at forlade den fysiske krop og overgå til andre tilstande.

Vil man højne sin bevidsthed, og ønsker man at åbne for så høje bevidsthedslag, er det nødvendigt at favne denne angst.

Du tænker måske, jeg er da personlig ikke bange for at dø - jeg har arbejdet med de processer - jeg har accepteret og forliget mig med, at døden er et livsvilkår.

Ja, siger vi, vi ser dit arbejde. Vi anerkender din proces og din indsats, men indsatsen er ikke kun for jer individuelle personer.

Denne angst for døden ligger i de kollektive bevidsthedsfelter, som en slags slør, der påvirker mennesker, som har et fysisk liv.

I nogle kulturer er sløret meget tyndt, da der er en kollektiv opdragelse og en kollektiv erfaring for, at døden ikke er det store problem, at død er en forandring - ikke en afslutning.

Overgange, hvor man ikke udelukkende går fra forskellige bevidstheds-niveauer, men forlader den tredimensionelle, er for mange mennesker en udfordring.

Som vi har påpeget, er det en kollektiv udfordring og i nogle samfund, en kulturel udfordring for menneskets bevidsthed.

Vi arbejder nu med den byrde, det er at leve i en kollektiv bevidsthed, der bærer en meget tung byrde, med hensyn til døden og dødens processer.

Til dette healingsarbejde, vibrerer der bevidsthed og erfaring ind fra de tre portaler.

I processen arbejdes der med din personlige fremtidige dødsproces,
 samtidig med der bliver arbejdet med det kollektive angstlag knyttet til processen.

Med dette mener vi ikke, at du straks skal dø. Vi mener, at det er nødvendigt, at du bliver klargjort i dit sind til en transition, som er uundgåelig, når man har et fysisk liv.

At forlige sig og bære rent denne bevidsthed, kan være meget befriende for mennesker.

Vi mærker, at lagene efterhånden gradvis slipper. Vi mærker også en stærk udrensning hos flere af jer, der deltager nu og efterfølgende.

Der bliver fra det galaktiske felt lagt en erfaring ind, en indsigt, en erkendelse om universets lovmæssigheder i forhold til at skifte tilstand.

Universet er fyldt med forskellige dimensioner, hvor man kan skifte tilstand fra en dimension til en anden, uden anstrengelse, uden angst, uden smerte og uden lidelse.

Vi arbejder stadig med at klargøre jer, så jeres psykiske system, jeres sind og jeres nervesystem kan bære et dimensionsskifte uden at blive aktiveret i disse lag.

Læn dig ind i dit hjerte og sig ja til dig selv.

Og idet du siger ja til dig selv, kan dine sjælskvaliteter klinge ind i de fysiske lag - i din fysiske krop i endnu et nyt niveau.

Vi er opmærksomme på, at arbejdet kan være tungt for nogle af jer. Vi beder jer holde ud lidt endnu, trække vejret, læne jer ind i den støtte der er, til at kunne læne jer ind i jer selv på dette niveau.

Og processen slipper og klinger lige så forsigtig over i en vibration, som udelukkende kommer fra portalsarbejdet.

Vi er Metatron, og vi giver kanalen videre til repræsentanter fra Det Galaktiske Råd, italesat af denne kanals Plejade-oprindelse.

Vi er repræsentanter fra det Plejadiske Råd, som er tilknyttet jorden og dette samarbejde med flere menneskevæsner, der står for flere forskellige former for samarbejde i galaktisk kontakt, gennem det I kalder portalarbejde.

Vi transmitterer vibration til jer i dag. Vi transmitterer primært vibration til jer i dag - og færre ord.

Vi knytter an til hver af jer gennem vibration, og vibrationen er i dag fra starten en fælles vibration fra de tre portaler.

I dag beder vi jer om at mærke ind i jeres bevidsthed, mærke ind i vibrationen fra portalen, der bliver transmitteret til jer lige nu.

Denne vibration er ikke nødvendigvis noget din hjerne kan forstå eller forholde sig til, men vi mærker, at dit energisystem, dit multidimensionelle bevidsthedslag kan forholde sig til vibrationen.

Der transmitteres tre kvaliteter i en. Og vi mærker, at for nogle møder den Sirianske portals energigenklang.
For andre møder bevidsthedsvibrationen fra portalen, der bærer primært Plejade vibration genklang.

For andre igen er det bevidsthedsvibrationen fra Arcturus, som vækker genklang.

For andre igen er der flere af disse vibrationer, som vækker genklang - vi er nu i gang med at forbinde vibrationerne med jeres energisystem.

Synk ind i jer selv og mærk de små reaktioner eller store reaktioner I har. Mærker du ingenting så gør det ikke noget. Falder du i søvn, så gør det heller ikke noget. Alt er som det skal være lige nu, i dette øjeblik.

Vi transmitterer et skifte i vibrationen, som nogle måske vil opleve som værende meget lys, som nogle vil opleve som kvaliteter af visdom.

Vi samler feltet i et nyt niveau.

Og vi er klar over, at retningen er uvis for mange af jer. Vi opfordrer til, at I læner jer ind i tilstanden, snarer end i en forståelse.

Læner du dig ind i tilstanden, vil du modtage den støtte, vi kan give til at forbinde dig til vibrationen og få den opgradering du har brug for, for at kunne træde ind i og være i kommunikationsportalen. Så ja, vi er stadig i det forberedende arbejde.

Og energien bygger sig stadig op, og I bliver stadig forbundet til de tre kvaliteter, og I er alle næsten ved at være klar til at træde ind i portalen.

Og portalen åbner sig, og I kan hver især med jeres intention træde ind i portalen.

Vi holder så stærkt et felt, at I alle har et valg, i hvilken portal I ønsker at arbejde i.
I kan, bevidst eller ubevidst, træde ind i den af de tre portaler I er tiltrukket til.

Energien er meget stærk. Nogle vil måske få en fornemmelse af at være klemt. Der er støtte til dig, der føler dig klemt.

Vi beder dig om at undersøge, om du er det rette sted, i den rette portal.

Hvis portalen ikke klinger oprigtigt sandt i dit system, så vend din opmærksomhed mod de to andre portaler, og lad dig trække hen i den konstellation, den energi, som er den rigtige for dig.

Og I er alle på plads, og jeres energisystem gennem jeres kronechakra åbner sig i et nyt niveau, og samtidig med denne åbning, ser du de hjælpende skikkelser, som er på hver side af dig – skikkelser, som er af en anden dimension end den tredimensionelle.

Skikkelser som har lysform - skikkelser som har lydform - skikkelser som har vibrationsform.

Disse skikkelser bærer forbindelser til dig selv, til dimensioner af dig selv, til niveauer af dig selv, som du nu er klar til at integrere.

Vi beder dig om at være rolig, modig og tillidsfuld. Dette er et vigtigt arbejde for dig som menneske.
Dette er et andægtigt arbejde for dig som menneske.

Dette er et forandrende arbejde for dig som menneske, idet det giver mulighed for, at du kan komme, at du kan leve i overensstemmelse af mange dimensioner af dig selv.

Du åbnes for din storhed i den rene sande version.

Storhed i sjælelig forstand, storhed som er bundet på visdom, kærlighed, lys, trofasthed, medfølelse, loyalitet, glæde, sandhed, kærlighed.

Dit energisystem justeres. Dit energisystem opgraderes, så det er i stand til at holde, bære og integrere den vibration, som åbner sig lige nu.

Du kan ikke som menneske være i denne vibration i længere tid, men lige nu er støtten så stor og feltet så stærkt, at du kan være her en stund endnu.

Vi åbner på et nyt niveau, et nyt niveau af indsigt og bevidsthed og selverkendelse og kontakt.

Lad billederne komme til dig, lad følelserne fylde dig.

Vær i processen, idet den forløser dig for bindinger, som ikke længere skal være bindinger.

Processen forløser dig for sorg og tab i denne kontakt, og åbner for glæde, tillid og forbindelse.

Forbindelse med de galaktiske værens-forbindelser,
en stjernefamilie måske,
din uddannelsesvejleder,
din sjælspartner.

I dette felt er der plads til at møde de bevidsthedsrepræsentanter som du,
netop nu, har brug for at møde.

Sæt dig tilrette, åben dit hjerte og hør deres budskab.

Lad vibrationen klinge ind i dit system. Send din vibration ud, søg visdom
og indsigt i det, som du har brug for klarhed i.

De informationsfelter, som er til rådighed lige nu, er meget stærke og
meget facetteret og rækker i mange dimensioner.

Du vil derfor kunne få flere svar på dine spørgsmål, idet der i flere dimensi-
on kan gives forskellige svar, alt afhængig af, hvilket dimensionslag man
magter at bevæge sig i.

Så stiller du et spørgsmål, du tidligere har stillet, får du sandsynligvis et an-
det svar. Det er ikke fordi det tidligere svar var forkert, men denne proces
har åbnet dig for at være til stede og have kontakt med flere lag, og der-
med er andre svar tilgængelige.

I disse dimensioner er dette sandheden.

I jeres menneskelige kontekst er dette ofte en udfordring, som fører til an-
tagelser af at tage fejl eller være uden værdi, idet man tager fejl. Dette er
ikke sandt.

Sandheden er den sandhed, man kan erkende i det enkelte øjeblik, i den enkelte vibration, i den enkelte dimension.

Nogle sandheder breder sig gennem universet og eksisterer i alle lag, i alle dimensioner, som en lovmæssighed, som styrer dette og andre galakser.

Andre sandheder er mere individuelle, idet de er knyttet til os som inkarnationer i forskellige væsenstyper, menneskevæsen, plejadevæsen, andre galaktiske forms væsen.

Vi beder jer åbne ind til denne sandhed og erkende, hvis det føles ret for dig i dette øjeblik.

Føles det ret vil du mærke, hvordan lag af skyld kan slippe, fordi du blot ER i det, som er sandt lige nu.

Vi arbejder nu med at støtte den energetiske åbning, som er blevet givet i jeres øverste chakraer i jeres energisystem.

Samtidig med at vi, med det felt af hjælpere og støtter, mentorer, rådgivere, sjælsfamilie som har mødt dig i portalen, støtter dig i at samle din opmærksomhed og langsomt, langsomt indstille dig på at trække din opmærksomhed tilbage - ind i dig selv.

Og de øverste vibrationslag slipper i kontakten. Slipper i den gruppekontakt og den personlige kontakt, og du kommer lidt mere tilbage til din egen bevidsthed.

Og for nogle vil det mærkes som du glider nedad og måske får en landingsfornemmelse i de enkelte portaler.

Og vi støtter jer, og opfordrer jer til at registrere fornemmelserne.

Måske du registrerer i dit mentale felt, hvordan det føles i dig lige nu, måske du registrerer i dit følelses felt lige nu, måske du mærker energi, måske du ikke mærker noget.

Blot registrer hvordan tilstanden føles lige nu, for der er læring for dig i denne tilstand.

Der er læring for dig, idet du her er i kontakt med dit menneskevæsen, samtidig med du er i kontakt med mange lag af dit multidimensionelle selv, lige her, lige nu i dette øjeblik er du meget, meget mere end dit menneskevæsen.

Dette er også en sandhed for dit menneskevæsen.

Dette er også en sandhed, at kunne mærke, at kunne registrere, at kunne erkende, at du er facetteret i mange mange lag.

Bevidsthed og opmærksomhed omkring dette er meget, meget vigtig, idet det er i genkendelsen, at I tænder jeres bevidsthed

Det er i genkendelsen, at I erkender, at noget forandrer sig

Det er i genkendelsen, at I magter at vokse til et nyt og ukendt niveau.

Vi slipper langsomt, meget langsom kontakten, og trækker vores bevidsthed gradvis tilbage fra denne kanal, samtidig med at I står i portalen for at give pladsen til Metatron, som med støtte fra jeres personlige engle og guider vil formidle den sidste del af processen.

Plejaderne, Sirius og Arcturus takker jer for jeres indsats og for genkendeligheden i jeres og vores hjerter.

Vi sender jer vores kærlighed på alle planer.

Vi er Metatron, og med fra støtte fra jeres primære personlige engle og støtter fra det Angeliske felt, vil vi nu etablere en forbindelse mellem den tilstand I har været i, i portalen, til jeres almindelige tredimensionelle tilstand af bevidsthed.

Hvis du forestiller dig, at du står i portalen, så folder der sig en bro ud,

Måske er det en stenbro af marmor,
måske er det en jernbro, som gungrer, når du sætter fødderne på den,
måske er det en træbro, som siger trygge hyggelige lyde, når du træder ud på den.

Se din bro.

Træd ud på den og gå langsomt over broen.

Dine engle er med dig - og denne gang overvåget af dine guider.

Vi beder dig om at observere dine følelser - observere din oplevelse - observere dine tanker, når du går på denne bro.

Observer dem og læg dem et sted, hvor du kan genkende og huske dem.

Som et landskab, du kan se igen og genkende.

Og du kan sige "åh dette er overgangen fra galaktisk portal tilstand til mere ankring i mit fysiske menneskevæsen".

For nogle er broen meget lang. For nogle er broen meget kort.

Hver har sin bro. Hver har sin lyd, når fødderne træder på broen, men I lander alle i jer selv.

I ender alle i jeres menneskevæsen. I ender alle i jeres hjerter. I ender alle i den sandhed som er jeres - hvordan det føltes.

Vi hjælper jer i landingen.

Vi hjælper jer i ankringen i disse meget høje bevidsthedslag som I har været i, og vi ligger en støtte ind som følger jer de næste 24 timer, både I som har medvirket i den direkte transmission, og de som genhører bagefter.

Lige så forsigtigt og roligt lander I jeres krop med de bevidsthedslag, som er åbnet nu.

Vi opfordrer jer til at registrere kroppens fornemmelse.

Vi opfordrer jer til at registrere, om kroppen føles anderledes, og registrere jeres følelsesmæssige tilstand, registrere jeres mentale tilstand.

Måske I opdager behov, som I har undertrykt.

Lyt til kroppens signaler. De kommer altid af en grund.

Lyt til dit følelsesvæsens signaler. De kommer også altid af en grund.

Lav måske en note til dig selv om, at tage vare på nogle følelsesmæssige tilstande, som du har oplevet i dag.

Måske har du erkendelser til gode.
Måske har du følelsesmæssig forløsning at skulle arbejde med den næste tid.

Transmissionen har været høj og dyb, forståelig og helt uforståelig.

Vi har åbnet for anden fase i serien, som er denne og næste episode.

Disse to mellem-episoder, er forberedelse på et dybere og mere teknisk plan til at kunne lave det arbejde og kunne være i de dimensioner, vi skal arbejde i, i sidste to episoder.

I er godt på vej.

I har taget forberedelsen alvorligt og trådt ind i rummet.

Vi takker jer for jeres kærlige deltagelse.

Vi er Metatron med Seraphim via denne kanals støtte fra Det Galaktiske Råd og denne kanals galaktiske oprindelse.

Transmissionen klinger af energetisk, men står i jeres felt og arbejder det næste døgn og måske også et par dage. Du kan opleve udrensningssymptomer eller få nogle følelsesmæssige ting, du skal have set på efter at have læst denne transmission.

Episode 4

Vi er Metatron og vi hilser jer i denne transmission og meditation fra de galaktiske sfærer.

I har i denne proces gjort jer klar til at kunne være til stede i processen.
I har gennem de tidligere transmissioner opjusteret jer i jeres energifelt, så I, uden alt for voldsomt besvær for jeres fysiske nervesystem, kan være i kontakt med disse felter.

Vi forbereder nu denne kanal på at transmittere vibrationen til jer, vi samler feltet og vi klargør jer hver især individuelt.

Mange af jer trækker jeres opmærksomhed ind i jer selv.

Vi foreslår, at I som optakt til processen stiller ind på den geometriske form, som er på jeres billede (se næste side)

Formen formidler en følelse af enhed.

Enhed er både en tilstand inde i jer selv og med jer selv.

Enhed er ligeledes en tilstand med jer selv koblet til jeres sjælsoprindelse.

Enhed kan ligeledes være den enhed der opstår, når man knytter sig til sin galaktiske oprindelse.

Vi formidler nu en variation, en palet af enhedsvibration.

I kan få kontakt med den, ved at se på den geometriske figur og bringe den geometriske figur ind i jeres hjerter.

For aftenens arbejde skal i høj grad foregå i jeres hjerter.

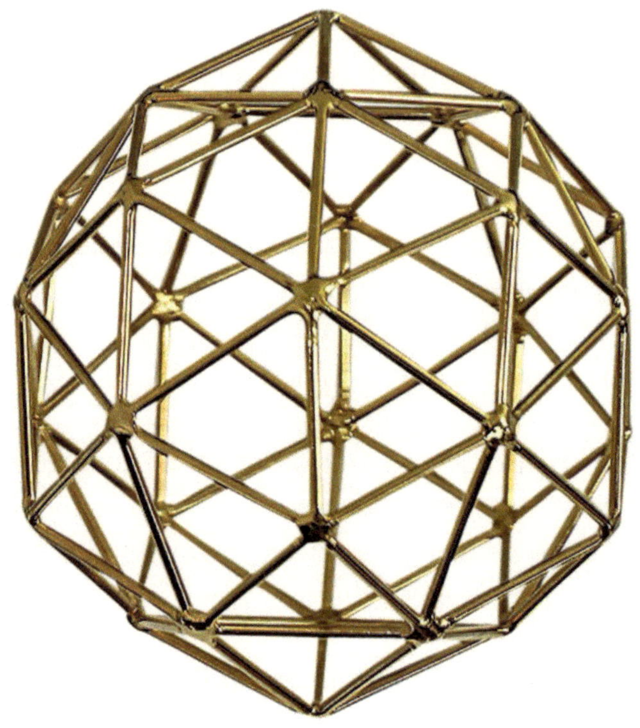

Mens energien bygger op, forbereder vi jer hver især til at lande i en enhedstilstand.

Og vi formidler interplanetarisk indstrømning i første fase af jeres kollektive gruppefelt. Jeres kollektive gruppefelt er rigt facetteret, idet der er mange forskellige galaktiske sjælsoprindelser repræsenteret mellem I, der deltager.

Vi viste denne kanal, inden transmissionen begyndte, hvordan den portal der transmitteres fra, er tre portaler, som er en, som er tre, idet der ikke findes noget der er adskilt.

Alt er en del af et hele, og når I mennesker oversætter denne portal som værende 3, så er det en begrænsning i, hvad I kan rumme af indsigt.
Der er sandhed i, at portalen er tre.

Der er sandhed i, at portalen ind-vibrerer vibrationer fra Plejaderne, Sirius og fra Arcturus.

Men der er også en anden sandhed, som er, at de tre portaler er EN, som er en del af mange portaler, som er indeholdt i denne portal.

Og vi leger med ordrene for at udvide jeres forståelsessystem og også for at strække jer lidt.

Vi Metatron, som har gået i fysisk form, forstår så udpræget jeres behov for at have forklaringer - jeres behov for at få de ting I opfatter til at passe ind i jeres begrebsverden. Dette har været gode og brugbare redskaber til at leve i den tredimensionelle verden.
Verden - jeres verden, jeres planets verden er imidlertid ikke tredimensionelt længere. Den er firedimensionel og på vej til at rumme femte dimension for mange af de væsener, som beboer den.

Jeres begrebsverden skal således åbne sig og rumme ting, som I ikke har noget sprog for, som i ikke har nogen begrebsoversættelse for, som I ikke har noget redskab til at kunne oversætte og bringe ind i en forståelsesramme.

Dette er dybest set ikke noget problem, hvis ikke I var så menneskelige som I i sandhed er.

Vi sender støtte ind til dette mentale felt, som bygger sig op,
Vi sender støtte ind til det mentale felt, som ønsker at forstå enhed.
Vi sætter støtte ind til det mentale felt, som I skal oplyse og trænge igennem for at lande i jeres hjerter.

For i dag er det hjerternes dag, sidste gang var det overgange og det I kalder dødsprocessers dag.

I dag er det hjerternes dag. For det er i jeres hjerter I kan lytte til vibrationerne, til tonerne som nogen oversætter dem med.

Det er i jeres hjerte, I kan være i tilstanden.

Vi folder feltet ud.

Og vi folder, i den takt I siger ja, jeres hjerter ud.
Jo mere jeres hjerter folder sig ud, jo mere kan vi støtte jer i processen.
Nogle af jer oplever energetiske spiralbevægelser, nedad, opad, udad., eller indad.

Vær åben for dét, spiralbevægelserne gør ved jer og for jer. Det er den måde feltet arbejder med jer på.

Og bunden begynder at være lagt, og det er nødvendigt med en stabil bund for at skabe et stabilt felt, hvorfra højfrekvente vibrationer kan vibrere ned i jer.

Og vi åbner nu for en ny vibration, som bliver formidlet igennem denne kanal.

Vi er Metatron, og vi træder delvist til side, for at åbne feltet for Det Interplanetariske Repræsentantskab.

Vi er det, man kunne oversætte som Det Interplanetariske Repræsentantskab i mangel af forståelse, i mangel af midler og redskaber til at forstå vores vibration.

Vi har på vegne af Det Galaktiske Råd arbejdet på portalen den sidste uges tid. Vi er her for at støtte det verdensomspændende arbejde, som viderebringes, indbringes gennem mange portaler over hele jorden i denne tid.

Vi ved, at flere af jer som deltager i denne transmission arbejder med portaler, og denne opkobling kan være et redskab for jer, til at finjustere jeres kontakt til det som er jeres opgave.

Vi er trådt ind i portalarbejdet som mellemled, som formidler af bevidsthedsenergi, som strømmer ind til jeres klode.

Jeres bevidsthedslinjer, jeres jords energilinjer, bliver justeret og åbnet for en indstrømning af nye bevidsthedsenergier. Det er dette arbejde, der er nødvendigt, for at enkelte mennesker rundt omkring i verden kan åbne for bevidsthed lokalt og formidle åbninger, aktiveringer og indsigt i disse lag.

Forberedelsen til dette arbejde kommer fra det Galaktiske samfund, som et samarbejde med menneskeheden og som led i en plan, tiltrådt af jer inden I inkarnerede på Jorden.

Øjet ser det, øjet vil se. Øret hører det, øret vil høre, men får man briller eller høreapparat vil ens synsoplevelse og lydopfattelse forandres.
Det er dette der sker i denne tid.

I, som mennesker får nye glas i jeres briller eller nye batterier i jeres høreapparater, så I kan se og høre og mærke.

Det, vi sammen med Det Galaktiske Råd, her repræsenteret af Plejaderne, er i gang med at formidle, er energetisk vibration ind i feltet, som i endnu højere grad vil koble portalen op på det netværk, hvor den indstrømmende galaktiske bevidsthedsvibration bliver formidlet.

Vi beder jer være tålmodige og opfordrer jer til at gå ind i de sensationer I får, i jeres krop eller i jeres energisystem.

For nogle af jer, vil vibrationen føles som I bliver justeret og strammet op og rettet til. For andre er det en meget behagelig proces, hvor I kan flyde og lægge jer blidt tilrette.

Vi løfter nu vores bevidsthed lidt ud af denne kanal og lader repræsentanter fra kanalens galaktiske ophav, Plejaderne træde ind i feltet og påbegynde portalarbejdet.
Vi takker for jeres tålmodighed i den proces, hvor feltet blev bygget op.

Vi åbner i aften for nye muligheder for tilstedeværelse for hver især.

Derfor var dette arbejde nødvendigt, for at skabe basis for at det kan mani-festeres.

Vibrationen øges.

Og vibrationen øges endnu engang.

Og vibrationen øges i det, som er et område, som er en portal, hvori flere bevidstheds-oprindelser kan manifestere sig.

Vi udvider portalens vibration til at omfatte alle jer som deltager nu, som vil deltage på et senere tidspunkt. I har alle en plads i den cirkulation, i den vibration som forstærkes i portalen netop nu.

Føl dig fri til at bevæge din krop.

Føl dig fri til at følge med den energetiske bevægelse.

Føl dig fri til at læne dig ind i denne vibration.

Der kommer nu, ved hver af jer der deltager, repræsentanter ind fra for-skellige stjernesystemer.

Endog repræsentanter fra andre galakser, som I, der får denne kontakt, på et tidspunkt har været i kontakt med eller haft samarbejde med.

De kommer som et led i jeres uddannelse som galaktisk rejsende i et jordisk liv.

I har alle været galaktiske rejsende i galaktiske sfærer, og nu påbegynder I en ny galaktisk rejse i et tredimensionelt liv med en fysisk krop.

Jeres krop er gennem de to første episoder blevet klargjort til at kunne integrere den sandhed det er, at være galaktisk rejsende i en fysisk krop.

Vi lægger støtte ind til de af jer, hvor dette indebærer angst.

Vi ser, anerkender og vi mærker utryghed og angst i denne proces, og vi sender guider ind i feltet, som I erfaringsmæssig, har et godt samarbejde med.
Guider, som giver trøst, giver støtte, giver beroligelse til jeres sensitivitet i disse lag.

Så der arbejdes nu i mange lag. Og vi beder de af jer, som er der, hvor I kan arbejde på denne måde, om at observere disse lag,

Vi har guide-laget.

Vi har de interplanetariske lag

Vi i har Metatron's Angeliske lag

Vi har vores - Plejadernes bevidsthedslag.

Flere af jer ser flere lag og vær opmærksom på, at ser I disse lag, som denne kanal også gør, som en form for lineær opbygning, som lag - så er det en illusion.

Men en brugbar illusion, der sætter jer i stand til at kunne forholde jer til denne 'opsætning'.

Alting har en pris - det har illusionen om en lineær opbygning også - men gevinsten er større, idet I kan være i erkendelsen.

Og den erkendelse kan åbne for andre erkendelser, udvide i jeres sansesystem, udvide jeres begrebsverden, udvide jeres bevidsthed, og det er det vi er her for i dag - bevidsthedstræning.
Bevidsthedstræning indebærer at blive skolet - at få læring, at få inspiration, at have mod til at gå vejen, og det har I, der kommer her. Det anerkender vi, og vi hilser jer for dette mod.
Der træder nu, i hver jeres felt, hjælpere og underviserer ind endnu engang.

Måske er det de samme, som du så før, måske er det andre bevidstheds-former, repræsentanter, måske ser du dem blot klarere.

Vi åbner nu et felt af stilhed så du, der deltager, kan få plads og tid og rum med disse vejledere, lærere, inspiratorer.

Og vi åbner og formidler vibrationen til dine øjne og ører, så du kan se og lytte uden din sædvanlige begrænsning.

At du kan se og lytte med visheden og enhed fra dit hjerte
Får du fysiske symptomer i dit hoved, så tag nogle dybe indåndinger og giv slip på udåndingen - på den spænding, som måske vil bygge sig op.

Og for nogle af jer deltagere sker der spontant det, som er blevet etableret i de andre episoder.

At I bliver taget med ind i portalen - får åbnet til andre bevidsthedstilstande af identitet.

Feltet breder sig meget ud, idet alle I deltagere har forskellige identitet.

I har også alle individuelle tilknytninger til den identitet.

I har også, mange af jer, flere identiteter I knytter jer til.
De repræsentanter, der er med jer individuelt, er alle repræsentanter for en form for identitet i dig.

En identitet, der er båret ind af din sjæls kapacitet.

En identitet, som på et vist tidspunkt har været hele din identitet.

Men dit jordiske liv har erstattet den identitet med andre identiteter, og dette har til en vis grad fortrængt din galaktiske identitet.

Så det, du møder lige nu, er niveauer af dig selv - facetter af dig selv, af dit flerdimensionelle selv, som ikke kan forstås lineært, men som kan ses, høres, føles, mærkes, fornemmes på måder, du måske ikke helt forstår.

Identitet er en vigtig del af jeres menneskeliv. Identitet er livsvigtigt for jeres udførelse, for jeres skabelse af livet.

Vi lægger nu inspiration ind til, at du kan se og mærke dine identiteter, og ikke mindst din eventuelle tilknytning til dem.

Og vi mærker, hvordan I arbejder dybt og ærligt med jer selv, og den indsats påskønner vi.

Jeres villighed og parathed til at se på jer selv og at erkende, er meget værdsat, og i det øjeblik I træder ind i den villighed, åbner feltet for et nyt lag, idet I slipper noget af jeres identifikation med jeres personlighed, med jeres ego-struktur - og når I magter at gøre det, glider I dybere ind i jeres oprindelige natur.

Det er denne oprindelige natur, som er vigtig for rejsen i dag, hvor vi indbyder jer og jeres oprindelige natur ind i portalen, som responderer med jeres åbenhjertighed, med jeres villighed til og være sand, med jeres engagement, med jeres mod og parathed.

Og portalen åbner sig i et nyt niveau, og vi inviterer alle jer der deltager ind.

Og der vibrerer mange, mange lag på samme tid i portalen. Oplever du det som forstyrrende eller som forvirrende, så brug din lineære opfattelse af verden.

Se lagene som liggende ved siden af hinanden eller ovenpå hinanden, da det kan gøre at du bedre, med dit menneskevæsen, kan forholde dig til processen.

Men I er alle klar.

ALLE kan træde ind.

ALLE er i stand til at være her.

INGEN er uværdige.

ALLE er værdige til at være i denne vibration.

ALLE jer er værdige til at modtage den kærlighed, som er.

ALLE hver især - uden undtagelse, er værdige til at modtage den visdom, som er til rådighed.
ALLE HVER OG EN

Vi mærker, det påvirker jeres hjerter, og forløser for nogle af jer gammel sorg af at være uværdig, forkert.

Vi er de mere jordiske guider taknemmelige for, at de på denne måde træder ind i feltet og formidler healing til jeres hjerter.

Der er en stærk tilstedeværelse af denne kanals samarbejdspartners guide - Kwan Yin.

Og gennem dette samarbejde med Karina Kanal, (Karina Bundgaard) træder Kwan Yin i portalen og formidler hjertehealing og støtte til jeres menneske-sorg. Vi er påskønnende, taknemmelige og anerkendende for, at dette kan lade sig gøre.

Der træder andre guider ind i feltet - som Hvide Ørn, som har været med i etableringen af portalen og andre Shamaner, som I der deltager, har arbejdet med på andre planer eller i andre liv.

Vi støtter alle den udrensningsproces i jeres hjerter.
Der træder den energetiske bevidsthed, der er knyttet til Vestens Kwan Yin - nemlig Moder Maria, ind i feltet.

Moder Maria træder ind og lægger sig smukt, smukt op af Kwan Yins dybe forløsende hjertearbejde i de galaktiske bevidsthedslag.

Ved at denne proces kan gennemføres, sættes der samtidig en lignende, ikke ens, men en proces, som i vibrationen er lignende, i gang i de lag af jeres sjælsbevidsthed, som ikke er inkarneret.

Og processen sættes ligeledes i gang i de bevidstheder, som I i jeres galaktiske forbindelser, er knyttet til. Nogle af jer vil kalde det jeres stjernefamilie.

Der er i disse lag ikke det emotion og sorgs-felt, som I har som mennesker, idet erkendelsen er en ganske anden. Men der sker dog en vibrations udveksling som er gavnende.

Guiderne er ved at afslutte deres hjerte-støtte, og vi hilser og takker dem og holder feltet, så de af jer, der har brug for støtte i den sidste tid af transmissionen, har den støtte. Vi takker Karina Kanal for hendes villighed til at være medholder af denne hjerteproces.

Og vi gør klar til den sidste del af processen, som indebærer en udvidelse af det felt, denne kanal transmitterer.

Så hun går fra at transmittere primært Plejaderne samtidig med andre bevidsthedsformer er lagt ind i feltet, til at kanaliserer vibration fra Plejaderne, Sirius og Arcturus.

Kanaliseringen vil, hvis det er muligt være med ord, muligvis med få ord. Så vi opfordrer jer til at mærke ind og lytte med jeres hjerte og med jeres telepatiske evne.

For den næste fase er telepatisk kommunikation i kommunikationsportalen.

Så træd ind, træd op på det trin, hvor du ved, du skal stå.

Åben dit hjerte,
åben dine sanser,
åben din hjerne og lyt og tal ordløst med de, der er støttende omkring dig,
mens energien bliver transmitteret.

Vi formidler en vibration, en tilstedeværelse, der er mange-facetteret af forskellige galaktiske bevidstheder og oprindelser, for at I kan få størst mulig støtte til at forbinde jer til så mange facetter af jeres oprindelse som muligt.

Vi breder facetterne ud, så I kan træde ind, række ud, tage imod, synke ind i det, som er facetterede lag af jeres oprindelse.

Fra disse lag kender I kommunikation.

Fra disse lag ER I kommunikation uden tredimensionelle ører og øjne.

I ER i disse lag lydløs kommunikation gennem hjertet.

I ER i disse lag lydløs kommunikation gennem enhed.

I ER i disse lag aspekter af jeres kosmiske oprindelse.

Adgangen til disse facetter har for mange af jer været lang, trang og hård.

Vi anerkender jeres indsats for at kunne stå her i dette øjeblik.

I kan, med kontakt til disse facetter, uddybe jeres kompetencer til galaktisk kontakt

I kan uddybe jeres forbindelse med jer selv

I kan integrere det, som er jer

I kan i sandhed blive enhed

I kan i sandhed blive hele

I kan i sandhed blive jeres sande selv

Vi lægger nu, via denne kanals transmission, hvad nogle af jer vil kalde et net ind i jeres energetiske system, hvis I ønsker det.

Nettet er bærer af enhedsvibrationen koblet til hjertet.

Enhedsvibration i mange lag, mange udgaver, men i den udgave som er bedst for dig og dit system, bliver nettet lagt ind hvis du ønsker det.
Vi bruger ordet 'net', idet vi ser, at det er en term, som kan støtte jer.

Et net kan fange en, hvis man er ved falde, men net er ikke så fortættet, så man ikke kan se igennem det.

Vi ser, at flere af jer indser, at det ikke er et net vi ligger ind, og vi omformer vores ordvalg.

Net er for nogle af jer passende, for andre er det mere korrekt at kalde det bevidsthedsadgang.

Bevidsthedsadgang til erkendelse af enhed.
Vi slipper nu gradvist kontakten med denne kanals transmissions-aggregat og overlader feltet til repræsentanter fra Plejaderne.

Der lægges en støtte ind til hver især, så I får mulighed for at integrere den flerdimensionelle proces.

Feltet stadig bliver holdt, af en meget stærk vibration fra Plejaderne og inde i den er der forskellige andre galaktiske bevidsthedsvibrationer.
Den sidste del af processen er at lande, at lande i os selv med en forhåbentlig anden indsigt om os selv og om de ting der har været arbejdet med.

Vi er Metatron, og vi træder ind i feltet i stedet for den galaktiske Plejade energi, for at aflaste kanalen og for at støtte jer i at lande i processen.

Jeres personlig guider træder ind i jeres felt, men for nogle af jer vil I kunne se en forandring i de guider som er med.

For nogle af jer har denne proces i aften bragt nye guider. Nye inspirationer, nye Mestre der kan bibringe jer inspiration og støtte.

Dette er en naturlig effekt af at slippe identifikationer.

Guider er hos mennesker, så længe de kan støtte mennesket i den proces, og i den tilstand det enkelte menneske går i.

Forandrer menneskets energetiske struktur sig i en grad, som den gør, når man deltager i dette arbejde, så vil der for mange være potentiale for udskiftning – justering i guide-feltet.

Vi opfordrer jer til, at I hilser dette velkomment!
Vi hilser jer som har deltaget og trækker os tilbage for nu. Men vi vil være ordløs tilstede i den næste halve til hele time.

Både for jer som deltager i dette øjeblik - og for jer, som deltager på et senere tidspunkt.

Vi takker jer for jeres indsats - vi er Metatron som har ledet processen i overensstemmelse med og som udsending for Det Galaktiske råd.

Episode 5

Vi er Metatron med støtte fra det Seraphimske felt som kommer tilstede i dag, for at hjælpe jer, for at hjælpe denne kanal med at forberede jer til aftenens arbejde.

Jeres verden er i disse dage (*påske og terrorangreb i Bruxelles*), på grund af traditioner og på grund af episoder i verdenssamfundet, præget af sorg, angst og lidelse.

Vi anerkender jeres menneskelige lidelse, når I udsættes for begivenheder, som de der er sket i jeres verden de seneste dage.

Hos mange af jer klinger det ind i jeres personlige lidelseshistorie. For mange af jer bliver lidelsen ikke kun ofrenes lidelse, men også jeres lidelse som bliver spejlet.

Dette fylder i feltet i dag, og derfor vil vi bruge lidt tid sammen med jeres personlige guider på at klargøre jer til arbejdet.

Der er fra det Galaktiske samfund - overset af Det Galaktiske Råd, forberedt en meget dyb og åbnende transmission til i aften.

Dette kan lade sig gøre, idet den kollektive energi på jorden er præget af påskeenergien og det kollektive felt, der bliver bygget op på grund af jeres kristne traditioner.

Vi kan lægge os på denne energiindstrømning af Kristus og Maria energi, og på denne måde øge vibrationen.

Det er det, denne kanal er blevet klargjort til at kunne formidle de sidste dage, og det er det, jeres personlige guider træder ind i jeres felt for at hjælpe med.

Vi beder jer læne jer tilbage, læne jer ind i jer selv, ligge en fysisk hånd på jeres bryst eller blot bringe jeres opmærksomhed ind i jeres hjerte område.

Mange af jer er vant til at arbejde med jeres hjerteenergi

Mange af jer praktiserer medfølelse hver eneste dag

Det er denne erfaring, vi læner os ind i nu

Det er denne erfaring, jeres guider læner sig ind i nu

Vi arbejder på, sammen med jeres personlige guider og jeres individuelle felter, at skabe en forbindelse hvormed transmissionen kan etableres.

Hos nogle af jer bliver jeres guider meget synlige, måske mere synlige end de normalt er, idet de står i dette samarbejde fra feltet, der transmitteres.

For de af jer, som ser energetiske fænomener og energetiske strømme, kan vi sige, at det vi gør lige nu er at etablere denne kontakt til de deltagere, som ikke er med netop i dag. *(skærtorsdag)*

Vi etablerer en slags forbindelsesrør, en slags - I ville kalde det energetisk forbindelsesrør til alle de deltagere som er med i transmissionen, efter den er blevet afholdt.

Idet der etableres disse energetiske forbindelser – energirør, så vil processen starte, så snart disse mennesker lytter eller læser denne kanals formidling.

Lige nu respekterer vi de individer, der ikke er med live, ved at lægge et aftryk ind, som kan aktiveres i det øjeblik disse individer vælger at deltage, væger at lytte, vælger at læse. Det er det, vi gør i feltet netop nu.

Og feltet bliver mere homogent, mere balanceret og vi mangler få deltagere nu.

Måske kan du mærke det i dit energisystem

Måske kan du mærke det i din krop

Måske du slet ikke mærker noget - alt er som det skal være.

Vi mærker, at i denne proces med at balancere jer og gøre jer klar til aftenens arbejde kommer impulser, følelsesmæssige rester fra jeres kollektive bevidsthedsfelt i verden op.

Nogle af jer som deltager bliver præget af verdens tilstand, menneskers lidelse i en grad, som binder jeres egen energi i jeres bevidsthedsstruktur – i jeres energetiske struktur. Vi ser, at for nogle præger det jer i så høj grad, at det præger jeres fysiske krop. Det er det niveau vi er inde og arbejde i nu.

Alle de små blokeringer, ubalancer, op-spændtheder, energetiske vrid, energetiske lukninger som I hver især har lavet for at beskytte jer imod verdens lidelser - for at beskytte jer imod den effekt verdens lidelse har på jer, arbejder vi med nu.
Vi arbejder med det på en anden måde end tidligere, hvor vi har fået hjælp fra guider tættere på menneskene.

Vores tilgang er med en højere vibration, og derfor kan det føles overraskende, glædesfyldt, ubehageligt, nemt, sorgfyldt for I, som vi arbejder med.

Så åbnes adgang til de sjæls-indbårne problematikker I har vedrørende lidelse, vedrørende jeres egen lidelse, andres lidelse og kollektive lidelse.

Og der bliver givet jer hver især støtte til at arbejde med lidelsen, hver især på en måde, hvor I får mulighed for at slippe de aftryk, der ikke længere hører til i jeres sjæls-indbårne kvaliteter eller i jeres menneskevæsen eller i jeres energetiske eller fysiske system.

Der vibreres en tilstand til hver især af jer, som bedst kan betegnes som lidenskab

Lidenskabelig kærlighed

Lidenskabelig kærlighed er en kærlighed, som er stærk på en helt speciel måde

Lidenskabelig kærlighed har en kraft båret ind i den, som springer nogle af de blokeringer, som ellers ikke ville komme i bevægelse - som ellers ikke ville kunne forandres.

Lidenskabelig kærlighed kender I mennesker ofte fra jeres fysiske kærlighedsliv, men lidenskabelig kærlighed er også en vibration fra hjertet, fra sjælen, fra jeres omgivelser, fra de mennesker der omgiver jer med kærlighed.
Lidenskabelig kærlighed er en ekstra kvalitet, er et ekstra drive for kærlighedsvibrationen.

Og vi beder jer åbne for vibrationen, vibrationen er det vigtige lige nu, ikke det I forstår ved ordene, men den genkendelse I mærker i jeres system, når vibrationen tilbydes fra denne kanal.

Og i takt med I åbner jeres sind

I åbner jeres hjerter

I åbner jeres energetiske sansesystem for vibrationen, fyldes feltet af kærlighed.

Og vi har, som engleskarer, fuldført vores transmission for nu, og giver arbejdet videre til repræsentanter for Det Galaktiske samfund, repræsenteret ved Kryon.

Vi er Kryon, og vi kommer som en overraskelse for denne kanal, idet hun ikke ser langt frem i tiden, hvilket der er en dybere mening med.
Vi er taknemmelige for at få denne plads i formidlingen.

Vi er Kryon, og vi formidler kærlighedsvibration fra de galaktiske felter til mennesker, der er klar og ønsker at modtage fra os og fra de, som står bag os.

Vores mission i aften er at formidle bevidsthedslag af det I mennesker opfatter som kærlighed, og som I vil erfare er en meget mere facetteret vibrationsfelt, end I hidtil har kunnet erkende og mærke.

Vi er Kryon, som er i galaktisk tjeneste under indflydelse og på anmodning af Det Galaktiske Råd og denne kanals Plejadiske oprindelse.

Vi vil tale om hvad vi gør energetisk, idet vi ved at mange af jer er stærke på disse erkendelser, og at der i denne serie også er et uddannelseselement for de af jer, der ønsker det.

Der etableres nu en vortex omkring kanalen, som er koblet til - i første omgang - repræsentanter fra det Galaktiske Råd og senere højere vibrerende kosmiske bevidstheder.

Vibrationen, hvirvlen, vortex øges i energi

øges i cirkulation

øges i vibration, og vi formidler bevidsthed ind i vibrationerne

Vi formidler kærligheds-bevidsthed ind i denne hvirvel.

Vi breder hvirvlen ud fra kanalen, og lige så langsomt breder vi hvirvlen ud, så den omfatter alle I som deltagere.

Nogle af jer får billeder eller erindringer om moderen Gaias storhed og kærlighed til de væsener, som bor på denne jord.

Nogle får erkendelser om personlige kærlighedsforhold, nogle kommer i kontakt med sjæls-indbårne relationer.

I får hver især den proces I har brug for.

Og der formidles via portalfeltet galaktiske bevidsthedsformer – repræsentanter for forskellige galaktiske bevidsthedsformer, til de af jer, hvor det giver mening, at I har en - eller har haft en - kærligheds-forbindelse til disse bevidsthedsformer - til de repræsentanter for andre bevidsthedsformer.

Vi siger andre bevidsthedsformer, idet vi ikke udelukkende mener galaktiske bevidsthedsformer eller bevidsthedsformer med stjerneoprindelse.

Der bringes ind i feltet, et meget stort og kærligt felt af andre bevidstheds-former af ikke fysisk art, i ikke fysisk form.

Vi giver jer tid til at integrere dette store felt, og vi har brug for at samle feltet endnu engang i en klargøringsproces til næste fase.

Vi henleder jeres opmærksomhed på den kærligheds-indstrømning, der er fra naturen, fra planter, træer, sten og dyr i naturen.

Vi deler med jer den kærlighedsvibration, denne del af jeres verden vibrerer i.

En kærlighedsvibration, som er knyttet til det at være til.

En kærlighedsvibration, som er knyttet til udelukkende at eksistere her og nu - i dette øjeblik.

Vi henleder jeres opmærksomhed på den kærligheds vibration, der er knyttet til store vidder, bjerge, floder, have.
Områder, hvor naturens udtryk er det stærkeste og hvor mennesket ikke har sat dybe aftryk.

Mærk hvordan kærlighedsvibrationen er i disse områder.

Og mærk hvordan tilstanden af kærlighed er en del af det, at være i den tilstand, der er lige nu. I en fisk – i en is-bræ - i en bjergvæg,

En kærlighedsvibration er knyttet til tilstanden at være i den form.

Og vi henleder jeres opmærksomhed på den kærlighed, der er i de mennesker, som lever i yderområder i verden, som lever et enkelt, I kalder det et primitivt liv, men et liv i pagt med naturen.
De er der endnu på jeres klode.

Og måske I mærker skiftet mellem den klare rene kærlighedsvibration, for når vi kontakter menneske-folket, er der ikke udelukkende kærlighed knyttet til det, at være til.

Vi henleder jeres opmærksomhed på menneskeheden og den kærlighedsvibration, som vibrerer fra I mennesker som en kollektiv gruppe.

I mennesker har alle kærlighedsvibration.

Mange mennesker har desuden mange lavere vibrationer der forstyrrer kærlighedsvibrationen, men der er i verden i dag en overvægt af mennesker, som vælger kærlighed og lys fremfor lidelse og mørke.

Og når vi bringer denne bevidsthed ind hos jer der deltager, så er det for at støtte jer i at stå fast i den erkendelse.

Det er for at støtte jer i at få balanceret de blokeringer, besværligheder I har i jeres følelseslegeme, som hindrer jer i, at I kan stå i den erkendelse, at menneskeheden vil kærligheden, at menneskeheden ønsker kærlighed, at menneskeheden har valgt kærlighed og lyset - også selvom det ikke ser sådan ud i verden lige nu.

Der lægges støtte ind til jer hver især, og der formidles stor kærlighedsvibration fra de galaktiske sfærer.

Vi er Kryon, og gennem vores kontakt med flere kanaler her på jorden har vi erfaret denne viden og indsigt om menneskeheden, og hvordan I fungerer i jeres projektions mønstre.

Det er denne viden vi har bragt ind til jer, i jeres felt og forhåbentlig i erkendelse af, at I i sandhed også er kærlighedsvibration.

Der bliver nu åbnet for nye lag i jeres hjerter, og vi videregiver kanalen til repræsentanter for Plejadernes Råd, idet de kan formidle et felt med flere Galaktiske repræsentationer og vibration fra disse.

Vi takker jer for jeres ydmyghed, og for at ville dele jeres lys og kærlighed med jeres medmennesker og med jeres jord. Vi er Kryon.

Der kommer flere forskellige bevidsthedsfelter ind - og de kommer ind både via mig, men også via portalen, da det ikke udelukkende er bevidsthedsrepræsentanter fra Arcturus, Sirius og Plejaderne, som vil igennem, men der er også andre formationer - stjerneformationer bl.a. Andromeda.

Der udfolder sig et felt af rigtig mange oprindelser, og det er det felt, der bringes ind.

Det overvåges af Det Galaktiske Råd, så det er lige nu udelukkende vibration, der formidles.

Portalen åbner sig, og der kommer repræsentanter ind til hver især.

Til hver især af jer - repræsentanter, der kender jeres kapacitet, kærligheds-kapacitet.

Repræsentanter, der kender jeres evne til at arbejde med kærlighed og rumme kærlighed.

Repræsentanter, som kendes jeres erfaring og jeres ressourcer i at formidle kærlighedsvibration i væren.

Der en fase, hvor disse repræsentanter kommer ind og får forbindelse med jer hver især. Så slap af - læn jer ind i jeres hjerte og slip ambitionen om at skulle gøre. I behøver ikke at gøre, I kan blot være.

Vi er repræsentanter fra Det Galaktiske Råd, som repræsenterer formatio-ner i flere Galakser, men også har repræsentanter fra det, I kalder det Store Hvide Broderskab.

Det Store Hvide Broderskab har været stærkt udøvende i formidlingen af lys, kærlighed og energiindstrømning i de seneste årtier.

Sammen med de Angeliske Sfærer, har det Store Hvide Broderskab kunne formidle læring og udvikling til jer som menneskehed.

Tiden er nu så højt vibrerende, at vi fra de Galaktiske sfærer kan komme ind og viderebringe, overtage og videreformidle gennem de af jer, som ønsker det, en vibration som er ny i den måde I arbejder med kærlighed på.

Den er ny på den måde, at den bliver formidlet på en kosmisk vibration, hvilket betyder den er meget højt vibrerende.
Det er hævelsen af menneskehedens generelle bevidsthedsniveau der gør, at dette kan lade sig gøre.

Og det sker her i aften i jeres gruppe, og det sker mange andre steder på jeres klode i disse dage. Det er en generel åbning til nye bevidsthedslag, der muliggør dette.

I har alle som lytter og er i denne transmission et valg, et valg hvor I kan gå med de formidlingsformer I har brugt i seneste årtier.

I kan også vælge at åbne for nye formidlingsformer for kærligheds- og lysvibration.

Det er dette arbejde denne serie har lagt op til, og vi hilser jeres modige og stærke hjerter, som er så fyldt af lys og kærlighed.

Ønsker du det, er der mulighed for at sige ja til at modtage denne transmission, der vil starte din træning i at vibrerer lys og kærlighed i samarbejde med din galaktiske oprindelse, der er omkring jer alle. Kærlighedsvæsner og lysvæsner som støtter jer i processen.

Nogle kan mærke dybt i jeres hjerter et JA som klinger ud - andre er tøvende.

Vi hylder jer alle og hilser erkendelser, som er indefra jeres
menneskevæsen.

Vi hylder det frie valg, da det blandt andet det er det frie valg, som har
bragt jer til dette nu.

Så vi beder jer trække jeres opmærksomhed ind i dette nu, som åbner sig
for jer inden i, udenpå, over jer - energetisk, fysisk.

Glid ind i tilstanden, træk vejret og giv slip ind i tilstanden

Træk vejret og giv slip ind i tilstanden af kærlighed, som er aspekter af dig
lige nu
Læn dig dybere ind i tilstanden

Lad dig gå i opløsning i tilstanden, lad dig fylde i det tilstanden er

Det er i denne tilstand - i dette nu, erkendelsen om kærlighedens lys er til
stede

Kærlighedens lys - som aldrig har forladt dig, men du har oplevet har forladt dig

Kærlighedens lys som er dig,

som er det, nogle af jer kalder Gud,

som er det, nogle af jer kalder Altet,

som er det, der er enhed,

som er det, der er dig i dette øjeblik,

i dette øjeblik

Og der lander nu i hver af jer indsigter, erkendelser, koder, gaver, ressourcer - som I langsomt, gennem det næste halve år, kommer til at kunne integrere i jeres eventuelle praksis og i jeres menneskeliv, med jeres hjerter.

Nogle ser det som koder.

Nogle ser det som energi, farver.

I ser det hver på jeres måde, som jeres begrebsverden kan oversætte det, der sker netop nu.

Der er ingen oversættelses-kodeks.

Der er ingen forklaringsmodel der helt præcis forklarer, hvad der sker i dette øjeblik.

Så kan du blot være og slippe dit behov for at forstå, så er det godt.

Din personlighed, dit ego forstår ikke denne tilstand.

Din sjæl, din galaktiske oprindelse, dine kosmisk-indbårne aspekter forstår tilstanden fuldt ud, og det er her bevidstheden åbnes - det er her energien arbejder - det er her kærlighed er det eneste, der kan åbne for disse lag.

Kærlighed og lys - og du modtager den kærlighed som er din, netop nu.

Du modtager det lys som er dit netop nu, og vi hilser dig menneskevæsen i din kosmisk-galaktiske oprindelse.

Og vi trækker gradvis feltet tilbage, gradvis og forsigtig så du kan lande.

Så du har tid til at lande i den tilstand det er, at kunne være i Kærlighedsværen, samtidig med, at have et fysisk hjerte, en fysisk krop, og vi opfordrer dig til at lægge dine hænder på din fysiske krop, på dit bryst - på din pande, hvor du mærker dig bedst - på din mave måske.

Samtidig med, at du åbner i en tilstand til at kunne rumme kroppens vibration. I første omgang kroppens energisystem - den energetiske vibration i kroppen.

Og dernæst åbner du for din fysiske krop, dit fysiske hjerte, din hud, presset fra hænderne samtidig med, at den tilstand af kærlighed i nærvær stadig er en del af dig.

Vi trækker os tilbage fra denne kanal og overlader pladsen til Metatron, som vil støtte jeres integration.

Vi hilser jer kærlige menneskevæsner og anerkender jer i alt jeres guddommelige kærligheds- og lysvibration

Og ind træder ikke kun Metatron, men et felt af engle og englevibration som ligger sig omkring dig og vugger dig engleblidt og med kærlig nærvær, der hvor du er - netop nu.

Og energien aftager ikke, men forandres i vibration, men den er stadig lige stærk.

Vi er Metatron, og vi kommer med afsluttende information og bemærkninger til aftenens proces.

Som denne kanal siger, så forandrer vibrationen sig stadig, men energien er stadig lige stærk.
Så længe vibrationen forandrer sig, er processen stadig i gang.
Men det primære er om styrken, feltet, tilstanden er stabil.

Er det en stabil fornemmelse, så er processen færdig i dig.
Så er der tilbage for dig, at vænne dig til at være i en tilstand med så meget energetisk tilstedeværelse.

I vil hver især have forskellige fornemmelser - derfor er det meget generelle betragtninger, der gives her.

Vi lander jer over det næste kvarters tid sammen med de skytsengle og andre personlige, individuelle hjælpere, som hjalp med at bygge feltet op til start.

Vi lukker ned fra portalenergien og fra feltet fra denne kanal, for at videregive jeres proces til jeres individuelle felt, hvor vi den næste halve time har en støtte ind.

Vær opmærksom på, at du kan genhøre og genlæse denne meditation, denne transmission flere gange - og for mange af jer vil det være gavnligt, idet det vil styrke din ankring i de nye bevidsthedstilstande, så du vil være klar til de næste måneders proces.

Vi anbefaler også du lytter til den korte transmission denne kanal tilbyder i næste uge, og den transmission kan du ligeledes lytte til mange gange, og hver gang vil du kunne blive støttet i nye lag af dig selv.

Vi takker for din deltagelse, og vi anerkender dig i alt dit kærlighedsvæsen og alt dit lys.

Vi er Metatron med Seraphim.
Den korte transmission, der henvises til, er en gratis intro-meditation til April-meditations-serien, kan høres på www.merethebonnesen.dk *- gratis indhold.*

Episode 6

Vi er Metatron og vi hilser jer i denne samling, på dette tidspunkt på jeres jordiske sfære.

Vi er tilfredse med jeres indsats i denne serie, tilfredse på den måde, at vi hylder jeres indsats og anerkender både jer, som de personer, menneskelige personer I er, som deltagere, men også anerkender det gruppefelt og det bidrag I hver især har ydet til denne kommunikationsportal, som serien tager sit udgangspunkt fra.

Det er et værdifuldt bidrag - og lovmæssigheden er, at ved at bidrage har I mulighed for at modtage i nogle andre lag, end hvis I udelukkende havde gjort dette for jeres egen skyld, jeres egen vindings skyld.

Vi er her i dag, for at for sidste gang i denne gruppe, at samle feltet.

Og når vi samler feltet, så samler vi feltet for flere bevidstheder end tidligere, idet der er manifesteret flere energetiske bevidstheder i femdimensionel form fra andre stjernegalakser, end de, I indtil nu har arbejdet direkte med i denne serie.

Det er derfor muligt at brede et meget differentieret felt ud til jeres fordel, som kan komme jer til gode på en meget individuel måde.

Feltet er så differenceret i dag at I, i jeres individuelle energetiske struktur, kan møde alle de aspekter som I har brug for, er repræsenteret med eller har til rådighed.

Processen og transmissionen i dag vil bestå af en lang opbygning af energikraft/bevidsthed, for at stabilisere jer til den integration, som er til rådighed i dag.

Integrationen er både integrationen fra denne serie, men også en støtte til integration, der hvor du er netop nu i dit liv.

I de beslutningsprocesser du står i, i de personlige følelsesmæssige processer, som du er i - lige nu.

Denne episode kan således lyttes flere gange, lige som hele serien kan. Og hver gang du lytter, vil du kunne integrere flere aspekter.

Det kan du, fordi denne galaktiske bevidstheds transmission er multidimensionel.

Den transmitterer mange, mange aspekter af dig selv, som du lige nu kan integrere dele af.

Og hver gang du lytter eller læser transmissionen, kan du integrere lidt mere, lidt andre aspekter.

Vi overgiver denne kanal til Kryon, som med sit kærlighedsbudskab vil formidle opstigningsprocessen.

Vi er Metatron med støtte fra det Seraphimske felt.

Vi er Kryon, og vi hilser jer for anden gang i denne gruppe, i dette felt, for at viderebringe vores bidrag til jeres hjertes visdom og udvikling.

Vi er Kryon til menneskehedens tjeneste.

Vi formidler gennem denne kanal ikke udelukkende ord, men vibration, som via jeres hjerte rammer ind i jeres energetiske formidlingssystem.

Formidlingssystem, tænker du måske. Hvad i alverden menes der i denne sammenhæng med formidlingssystem?

Ved formidlingssystem forstår vi den del af dit energisystem, som er forankret via dit nervesystem.

Den del af dit energisystem, som formår at oversætte elektriske impulser.

Som formår at oversætte energetiske impulser til noget, din hjerne kan oversætte til elementer, som passer i din forståelsesramme.

Vi spiller således med din kontakt til din forståelses ramme gennem det, der energetisk bliver transmitteret gennem denne kanal.

Din forståelsesramme er, på den måde I ser energisystemet, dit hjertecenter, dit hjerteområde, dit halschackra, pandechakra og kronechakra, og dertil klinger en forbindelse ind i det neurale system og pinealkirtlen i særdeleshed samtidig med, dit halsområde kan formidle den indsigt og visdom du måtte erkende, du er i besiddelse af.

Et er kommunikation og formidling til andre.

Et andet niveau er kommunikation og formidling til dig selv, og der har I mennesker ofte uregelmæssigheder og ubalancer i relation til dette.
Jeres følelses-legeme reagerer med gamle oplevelser og traumer og oversætter derfor ikke rent.

De energetiske impulser I har, bliver farvet

de bliver vredet

de bliver omformet

og de lander i en sandhed, som objektivt set ikke er så sand, men som virker ultimativ sand for dig, der bruger dette formidlingssystem.

Der lægges i dag en støtte ind til, at du kan, hvis du ønsker det, få justeret denne mekanisme.

I første omgang til dig selv.

I første omgang i forhold til den oversættelses-mekanisme du bruger, når du møder energetiske tilstande.

Når du møder energetiske tilstande som de, der bliver formidlet i aften gennem os og senere gennem de galaktiske bevidstheds sfærer.

Hvis man som menneske skal stå rent i disse vibrationer, er det nødvendigt at blive balanceret, og det er dette arbejde vi tilbyder og formidler i dag.

For nogle af jer ligger gammel karmisk angst, knyttet til jeres oversættelses systemer.

Tidligere inkarnationer hvor I har mistet livet, fordi I har italesat den Sandhed, I mente var sand.

Og de af jer, som var i samfund, hvor sandheden faktisk VAR sand, men hvor den i den sociale kontekst ikke var sand, har det haft en voldsom konsekvens.

Og vi ser, at for nogle af jer lægger denne konsekvens, som I har mødt i flere liv, en hinde omkring denne oversættelses mekanisme - den måde I oversætter energi på.

Der bliver nu lagt korrektioner ind i dit system.

Korrektioner som finjusterer dit oversættelses-program - vi justerer dit oversættelses-software, kan man sige.

Og din software har været præget af gamle overleveringer - og får nu en mulighed for at blive opdateret.

Mister jeg så ikke min egen sandhed? vil nogle af jer sige.

Nej, du kære menneskevæsen. Du mister aldrig din egen sandhed, for det er den, der bærer dig som et anker i dit liv.

Den sande sandhed, som er den sande sandhed for dig, mister du aldrig, for det er den, du er.

Men usandhederne, som du har erfaret gennem livet som overlevelses me-
kanismer, og som er endt som værende en slags sandheder - DEM har du
mulighed for at miste, og det skal du hylde.

Vi lader nu energien arbejde, og vi går ind og arbejder og transmitterer
energetiske justeringer ved hver af jer, som er med lige nu og de som er
med i denne transmission senere.
Ønsker du at hjælpe processen på vej, så lad dine tanker glide ind i emnet
sandhed.

Lad dine følelser mærke, hvad sandhed er for dig.

For nogle er sandhed glædesord

For andre er sandhed fyldt med usikkerhed, tvivl, eksistensberettigelse,
frygt.

Du får en støtte til, lige nu at være i de følelser som sandhed skaber i dig.

Og vi bruger følelserne som et barometer for hvad du, som individuel per-
son, er rede til at få hjælp til at justere.

Den krystal der vises frem, arbejder med sandhedens formidlingsvibration.

Sandhedens formidlingsprogram.

Hvis energi har en objektiv sandhed, vil den kunne formidle sig klart gen-
nem disse krystallers vibration.

Har energien ingen sandhed, vil vibrationen ikke komme tilbage til dit system som en sandhed.

Der bygges nu et felt af klar, klar sandhedsvibration.

En sandhed, som er en objektiv sandhed.

En sandhed er af en kvalitet, der kan bære at lande i personlige opfattelser og personlige lag.
Og du får nu muligheden for, med vores støtte, at afprøve dine sandheder i dette felt.

Afprøve dem på den måde, at du kan føle en følelse og spørge:
er dette en sand følelse?

en sand oplevelse af virkeligheden?
eller er det en følelse, jeg har brug for at etablere, som beskyttelse eller anden reaktion?

Du kan ligeledes lægge overvejelser, beslutninger, ideer ind i dette felt og afprøve sandhedsværdien.

Afprøvningen resonerer ind i din oprindelige sandhed.

Ikke ind i de sandheder, du har etableret for at overleve i dit menneskeliv.

Derfor vil nogle få svar og fornemmelser, som er uventede.

Hav mod til at hilse dem velkommen.

Vi er Kryon til tjeneste, og vi hilser jeres mod til at afprøve jeres sandhed meget velkommen, og mærker også hvordan lag af kærlighed og tilstedeværelse bliver åbnet i jeres gruppefelt.

Der er stor styrke i denne proces.

Sandhedens styrke er en af de største styrker og kraft, man kan formidle i forhold til sig selv.

Den, der lever sandt i forhold til sit oprindelige væsen, i forhold til sit grundlæggende selv, bliver - er - et stærkt menneske.

Og vi anerkender, at det kræver mod at træde ind i den sandhed.

I har alle sammen gjort det, I gør det allesammen bid for bid, i små beslutninger, i store beslutninger gennem livet.

Vi åbner nu et felt sammen med de galaktiske bevidsthedstilstande, som er til stede i dag i denne transmission, og breder feltet ud og træder til side for den næste del af processen, som kanalen skal formidle fra det Plejadiske Råd.

Vi er Kryon, til stadig tjeneste.

Vi taler om sandheden - alt sandhed er en gave i dette øjeblik, idet vi, via denne kanal, kan viderebringe en sandhed, som er af uendelig, uendelig gammel oprindelse - og dog, for mange af jer i jeres erkendelses niveauer, ganske ny.

Som mange af jer har erfaret igennem disse processer, der er blevet for-midlet, så bærer I ind i jeres sjælskvalitet, gennem indebåren visdom og erindring, aspekter af galaktisk oprindelse.

Mange af jer har direkte set og oplevet kontakt, som har kunnet overbevise jer og generindre jer om denne kontakt.

Andre har, gang på gang respekteret det indre træk til deltagelse, uden at opleve en bevidst kontakt. Til dig siger vi, at kontakten er til stede, og at den måde du oversætter kontakten på, er det der gør, at du deltager i denne transmission. også selvom du ikke får oplevelser af kontakt.
For jer, der deltager hver især, har forskellige konstitutioner I bringer ind i forhold til galaktisk kontakt.

Vi har gennem serien forberedt jer og arbejdet med flere af de lag, som har hindret kontakt og erkendelsen om kontakt.
Vi vil nu, for en sidste gang, åbne portalen og tilbyde den multifacetterede støtte, som er tilgængelig i dag til alle jer.

Vi opbygger en støtte, så I alle bliver i stand til at træde ind i portalen.

For de af jer som ser vibration, kan I se at portalen begynder at svinge, og de forskellige galaktiske bevidstheds-dimensioner, som har ankringspunkter i portalen, begynder at manifestere sig i 6 dimension.

Det, kontakten gør rent energetisk, rent teknisk for formidlingen er, at formidle en vibration, som vi kan række ned i, og det er dette arbejde, der er igangsat.

Formidling af lyd/vibration eeeeee

Og feltet breder sig ud og laver en platform, hvor du lige nu kan træde op på platformen, og idet du træder op, markerer du din accept og parathed til at træde ind i portalen.

Og vibrationen stiger

Og vi venter på, at vibrationen bliver ensartet, stærk, før vi tager det næste skridt.

Vend din opmærksomhed ind i dig selv, eller læn din opmærksomhed ind i den tilstand, du befinder dig i.

Har du svært ved at forholde dig til energien, så se på den geometriske figur (se næste side).

Den kan støtte dig i denne fase.

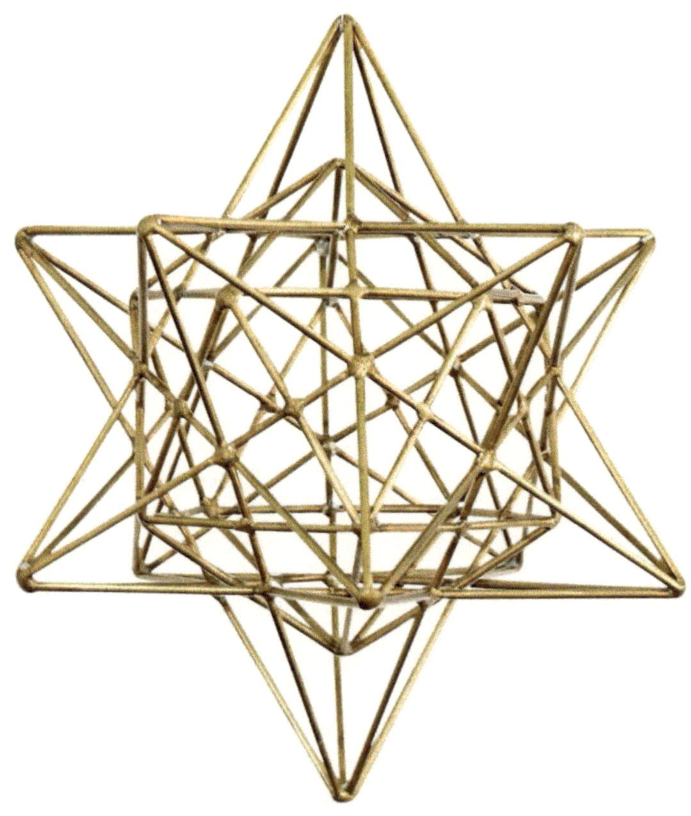

Og ind træder nu, ved alle jer hver især, tre udsendinge fra forskellige galaktiske dimensioner.

Den ene udsending er en plejade-udsending

En anden er repræsentant fra Det Galaktiske Råd, som på denne måde manifesterer flere ankringspunkter i portalen, samtidig med tilstedeværelsen.

Den tredje bevidsthed er en bevidsthed, som har en, du ville kalde det 'personlig relation', til dig.

De tre danner en trekant med dig i midten.

der bliver tilført energi

der bliver tilført vibration

der bliver tilført erkendelse og indsigt om, hvordan man arbejder i sådanne energistrukturer

vibrationen hæver sig

du hæver din vibration med

din bevidsthed udvider sig

giv slip på dit forsøg på at forstå

giv slip på dit forsøg på at oversætte, hvad der sker
De tilstande, du er på vej til at bevæge dig ind i, er ikke umiddelbart tilgængeligt for forståelse i dit menneskevæsen.

Giv slip og lad dig føre op i den, mod den, ind i den vibration, hvor du skal være næste stykke tid.

Læg dig tilrette i tilstanden, læg dit sind til rette i den støtte du får til denne proces.

Læg din ind i forbindelsen til dig selv,

det vibrationslag af dig selv

læn dig ind i sandheden som er din,

som er dig, som er fra dig,

som er fra din oprindelse

som er ud over dit menneskevæsen,

som er udover de sjælskvaliteter, du bragte ind,

som er udover den forståelse, du kan bruge lige nu.

Vi sender jer hver især i portalen, i feltet, kærlig, kærlig, kærlig støtte

Og vi lader jer flyde, svæve, være ordløst de næste 10 minutter, hvor vi vil transmittere energi og ordløs telepatisk kommunikation til dig og feltet, fra de tre som er med dig.
Lyd/vibration eeeee

Læn dig ind i tilstanden, læn dig ind i støtten, læn dig ind i væren, om end du ikke forstår den.

Og mærk dit hjerte åbne sig og tag imod transmissionen, tag imod den kærlighed som bliver formidlet i transmissionen.

En energi, der dulmer din sorg, vi heler dine skader, en kærlig tilstedeværelse, som du kan læne dig ind i og få støtte.

Vibrationen hæver sig endnu engang, og du får mulighed for at skifte niveau, skifte dimensionslag, knytte kontakt til dele af dig selv fra nye dimensionslag, fra højt vibrerende vibrationslag.

Fra lag, hvor der ligger visdom, der er tilgængelig for dig netop nu, da du er et sted i din udvikling, hvor du kan begynde at omsætte disse vibrationer.

Læn dig ind i tilstanden og tag imod det der er dit, fra din oprindelige kilde.

Måske anerkender du din retning

Måske ser du visdommen, på den vej du har gået.

Visdommen, du har høstet, fordi vejen har været på den måde den har formet sig.

Nye lag af eksistens kan begynde at lande i dig, og integreres i første omgang i dit energisystem.
Åbn dig for denne mulighed, for denne visdom, for denne sandhed.
Der er, for alle der deltager, individuel støtte til at være i den tilstand, om du er bevidst eller ubevidst om, så sker processen.

Du har nu mulighed for i den næstsidste fase, at få visdom og indsigt om-
kring dine relationer på det menneskelige plan.

Mange af jer har problematikker i nære relationer, som påvirker og stopper
jeres udvikling i arbejdet med en konstruktiv og befordrende relation med
disse niveauer af jer selv.

Derfor åbner vi et felt, hvor du kan se og arbejde med relationer du ved er
arbejdsomme, indebærer en udfordring eller hvor du blot ønsker hjælp og
indsigt til at tackle.

Bring personen, relationen, situationen ind i dit sind, glid ind i det og følg
den proces, den erkendelse, energetiske arbejde som sker med dit energi-
system, dit følelses-legeme, din fysiske krop når du tænker på relationen
netop nu.

Vær tålmodig og erkendelsen vil lande - eller åbne sig i dig.

Mange af jer er i sådanne relationer - en skabelon, en matrix hvorpå I navi-
gerer som udgangspunkt.

Det er denne skabelon, denne matrix, som I har tendens til at overføre på
den relation, I er ved at udvikle til jer selv - til jeres kosmiske
multidimensionelle dimensionslag.

Derfor er en anerkendelse, et slip, en fred, forsoning med dine mønstre i
dine relationer, vigtig lige nu.

For at du kan anerkende dig selv mere rent, og ikke ud fra gamle mønstre.

Vi bringer sandhedsfeltet ind for at give dig en mulighed for at afprøve de relationer, som er vanskelige, de relationer som giver dig mulighed for at give dig mere sandhed, i den måde du ser og arbejder med relationer.

Og der er mulighed for tilgivelse. Ikke kun af de du har relation til, men også til dig selv.

At du har gjort det bedste du kunne, det der var muligt, der hvor du var, på det tidspunkt, med den indsigt du havde.

Og der åbnes nu for en mulighed for dybere forbindelse med dig selv, med din oprindelighed, med din skønhed, med din sandhed.

Der bliver transmitteret hjælp og støtte til dig i denne proces, som er en yderligere ekspandering af din kontakt med dine multidimensionelle dele af dig selv.

Du retter langsomt din opmærksomhed mod de energetiske repræsentanter, som stadig står omkring dig, eller for nogle kommer tilbage og står omkring dig, og etablerer en trekant omkring dig og dit felt.

Og disse hjælpere og støtter assisterer dig i den proces det er, at bringe vibrationen, som du netop har været i, ned i din krop - ned i en lavere dimension - ned i en ANDEN dimension, skulle vi rettere sige.

Læg din hånd på dit hjerte, på dit bryst og brug kontakten med din fysiske krop til at ankre de lag, som lige så sandt og lige så retmæssigt er dine som din fysiske krop er det.

Der er forskellige dimensionslag, men det er alt sammen dig.

Støtterne hjælper dig i denne proces, med langsomt at vende tilbage, langsomt at glide ned gennem portalen, til du står på fundamentet.

Og det er måske nu, hvor vejen tilbage er en lang proces, at du oplever, hvor langt du rent faktisk har rejst i din bevidsthed.

Tag dig tid til at integrere, mens de tre støtter trækker deres energi og opmærksomhed hjem og overlader din proces til dine guider og skytsengle, som tilsammen med Metatron og det Seraphimske felt med Ærkeengle træder ind, og formidler en landing, en tilbagekomst til dit mere personlige energifelt.

Vi, som fra Plejaderne har formidlet denne transmission i aften, takker jer for jeres tilstedeværelse.

Vi anerkender jer for jeres indsats i disse processer og det glæder os dybt, at I har mødtes med os i denne form, i denne portal.

Og vi er Metatron, og vi formidler, sammen med det Angeliske bevidsthedsfelt, landings-støtte til jer hver især.

Vi vil, fra den vibration vi formidler fra, endnu engang anerkende jer i jeres guddommelige menneskelighed - takke for jeres indsats og for den villighed I har haft i dette arbejde.

Vi vil holde støtten det næste kvarters tid, så alle lander som I skal.

Vi er Metatron gennem denne kanal.

Og støtten forsætter med at blive holdt.

Jeg, Merethe vil med min menneskedel sige tak for, at I har været med i denne skrevne transmission.
Det har glædet mit hjerte, at dele denne serie med jer, og jeg håber I har fået forandring, forvandling og en større kontakt med flere dimensioner af jer selv.

Tak for I var med

Tak.

Som Metatron siger i forordet, så har denne bog været længe undervejs –
og i min personlige proces, der har været nødvendig for at jeg har kunnet
kanalisere dette så rent som muligt, har jeg fået fantastisk støtte af
Karina Bundgaard, tak for dig, Karina.

Betina Schultz har hjulpet med transskribering,
Bjarne Staun og Kia Valentin med gennemlæsning
og Jan Ove Kristensen har fotograferet.

Tak for jeres hjælp.

Lydfiler:

Lydfiler af denne meditations-serie kan fås på www.merethebonnesen.dk

6 episoder af 1½ time

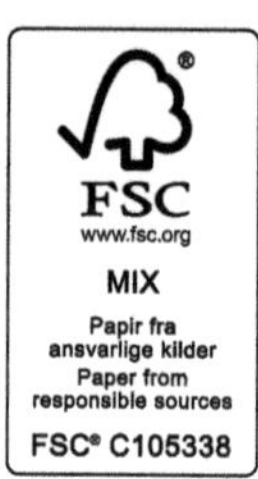